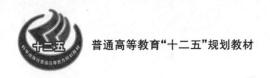

普通高等教育"十二五"规划教材

全国普通高等教育基础医学类系列配套教材

供基础、临床、预防、口腔、护理等医学类专业使用

人体解剖学实验指导

米永杰　李　健　主编

科学出版社
北京

内 容 简 介

实验教学是人体解剖学教学的重要组成部分,是验证基础理论、巩固基本知识及培养实践能力的主要途径和基本手段。为适应在新形势下医学实验课程改革的要求,本书依据多部国家级规划教材及人体解剖学教学大纲,依照医学院校各专业的培养目标而编写。本书将解剖学实验分为 28 个相对独立的部分,并对学生在实验过程中需观察的内容及方法等方面进行详细的描述;同时,为了提高学生分析、解决问题的能力,做到学以致用,每个实验均有与实习内容密切相关的临床案例。此外,为方便学生巩固所学内容,本书按系统安排了练习题。

本书可供高等医学院校临床医学、全科医学、医学影像学、护理学、预防医学等相关专业的学生使用。

图书在版编目(CIP)数据

人体解剖学实验指导 / 米永杰,李健主编.—北京:科学出版社,2014.7
全国普通高等教育基础医学类系列配套教材
ISBN 978 - 7 - 03 - 040557 - 9

Ⅰ. ①人… Ⅱ. ①米… ②李… Ⅲ. ①人体解剖学-实验-高等学校-教学参考资料 Ⅳ. ①R322 - 33

中国版本图书馆 CIP 数据核字(2014)第 151281 号

责任编辑:潘志坚 陆纯燕
责任印制:谭宏宇

科 学 出 版 社 出版
北京东黄城根北街 16 号
邮政编码:100717
http://www.sciencep.com

南京展望文化发展有限公司排版
苏州市越洋印刷有限公司印刷
科学出版社出版 各地新华书店经销

*

2014 年 8 月第 一 版 开本:787×1092 1/16
2016 年 1 月第二次印刷 印张:9 1/2
字数:214 000
定价:29.00 元

《人体解剖学实验指导》
编辑委员会

主 编

米永杰 李 健

副主编

石 钊 聂 政 雍刘军

编 委

（以姓氏笔画为序）

石 钊（成都医学院）　　　李 健（成都医学院）

卢 辰（成都医学院）　　　肖 莉（成都医学院）

毕文杰（成都医学院）　　　聂 政（成都医学院）

米永杰（成都医学院）　　　雍刘军（成都医学院）

李 秀（成都医学院）

前　言

　　人体解剖学是一门重要的基础医学课,其实践性很强。人体解剖学实验不仅是对理论教学的补充和验证,更是获取和掌握解剖学知识的主要过程。因此,解剖学实验教学是教学诸环节中非常重要的一环,对于掌握解剖学知识具有非常重要的意义。编者编写这本《人体解剖学实验指导》,其目的是规范解剖学实验过程,指导学生在实验课中有条理、有目的地观察和学习,从而提高解剖学教学质量。

　　本书依据多部国家级规划教材及人体解剖学教学大纲,参考兄弟院校的实验教学经验和方法,结合教学实际情况而编写。全书将人体解剖学的全部实验内容分为 28 个相对独立的实验,对每次实验课的教学目的、实验准备、实验内容、实验作业等实验教学相关内容进行规范。不同专业的解剖学教学过程中可根据教学时数及教学要求选取其中的某些实验内容进行学习。

　　本书在内容安排上,首先对各实验的目的要求和实验准备做了明确的规范;其次在实验内容编写上力求简明、重点突出,在保证知识体系完整的基础上尽量减少与教材内容的简单重复,便于学生把握重点内容;此外,为增强学生学习动力、提高学生学习兴趣、培养学生综合分析能力,在各实验中增加了与本次实验内容联系紧密的临床案例。最后,本书按系统安排了习题,便于学生巩固各章节的学习内容。

　　由于编者水平及时间所限,书中难免有疏漏、不妥、错误之处,望读者不吝指教。

编　者
2014 年 5 月

目 录

实验一　骨学总论　躯干骨

【实验目的】

1. 掌握内容　骨的基本构造、分类。躯干骨的组成和功能。椎骨的一般形态结构及各部椎骨的主要特征。肋骨及肋软骨的一般形态。胸骨的基本形态结构、分部及胸骨角的概念及临床意义。躯干骨的体表标志：颈静脉切迹、胸骨角、剑突、肋弓、肋间隙、第7颈椎棘突、骶角、骶管裂孔。

2. 重点内容　运动系统的组成。骨的基本构造。躯干骨的组成和功能。椎骨的一般形态结构。胸骨的基本形态、分部。肋骨的基本形态。

3. 难点内容　各部椎骨的主要特征。各部椎骨、椎体的变化规律和棘突的特征。

【实验准备】

1. 多媒体教学设备。

2. 医学虚拟仿真实验教学中心——数字人解剖系统。

3. 标本　脱钙肋骨和煅烧骨,新鲜小儿股骨(瓶装保存：显示骨膜、骨密质、骨松质、骨髓和骨髓腔),全身骨架,按颈椎、胸椎、腰椎顺序串连的椎骨、骶骨、尾骨、肋骨、第一肋骨、胸骨,骨的形态瓶装标本,骨的构造瓶装标本。

4. 模型　全身骨架。

5. 挂图　骨总论、躯干骨挂图、全身骨骼(前面观)、骨的构造、脊柱全貌、各部椎骨的形态、肋骨形态。

6. 影像资料　骨总论、骨的形态和构造、骨的发生与生长。

【实验内容】

一、骨的分类

1. 长骨　呈长管状,一体两端,两端膨大部分为骨骺,有一光滑的关节面,与相邻关节面构成关节。在骨干与骨骺相邻的干骺端,注意观察幼年时骺软骨骨化后与骨干融合的骺线,在小儿胫骨标本的上端,可见到有不显影的带状或线状部分称骺软骨,而在成人胫骨的上端有一条均匀一致的白线条称骺线。骨干内有骨髓腔,容纳骨髓,主要分布于四肢。

2. 短骨 呈立方状,成群分布于连结牢固且较灵活的部位,对照腕骨和跗骨进行观察。

3. 扁骨 成板状,主要构成颅腔、胸腔、盆腔的壁。观察整个骨架的颅盖骨和肋骨。

4. 不规则骨 形态不规则,如椎骨。有些不规则骨内含有腔洞,称含气骨,如上颌骨。在上颌骨上寻找到腔洞。

二、骨的构造

1. 骨质 在骨的纵切面上观察,骨质由骨组织构成,分为骨密质和骨松质,骨密质质地致密,耐压性强,分布于骨的表面。骨松质呈海绵状,由相互交织的骨小梁排列而成,配布于骨的内部。在颅盖骨的矢状切开面上观察颅盖骨表层为骨密质,分为外板和内板,外板厚而坚韧富有弹性;内板薄而松脆。两板之间为骨松质,称板障,内有板障静脉通过。

2. 骨膜 在新鲜的骨表面观察,由致密结缔组织构成,含有丰富的神经、血管和淋巴管,对骨有营养、再生和感觉的作用。在纵行剖开的新鲜骨内,观察衬贴于骨髓腔内面和骨松质间隙内的骨内膜,是结缔组织,含有成骨细胞和破骨细胞,有造骨和破骨的功能。

3. 骨髓 分别在新鲜幼年、成年骨髓腔和骨松质间隙内观察骨髓,分为红骨髓和黄骨髓。红骨髓含有不同发育阶段的红细胞和其他幼稚型血细胞,呈红色,有造血功能,胎儿和幼儿的骨髓全是红骨髓,5 岁以后长骨的骨髓腔内的红骨髓被脂肪组织代替,呈黄色,失去造血功能,成为黄骨髓。

骨的构造可在 X 线片上观察到骨密质、骨松质和骨髓腔。

三、骨的理化特性

1. 煅烧骨虽形状不变,但脆而易碎。取煅烧骨一段,用手轻压,观察其结果。

2. 脱钙骨具原骨形态,但柔软有弹性。取一块用稀盐酸浸泡过的骨,试其是否可以弯曲。

3. 再取未经处理的骨,与上述两者比较,观察其理化特性,并说明理由。

四、躯干骨

1. 躯干骨的组成 躯干骨的组成包括:颈椎 7 块、胸椎 12 块、腰椎 5 块、骶骨 1 块、尾骨 1 块、胸骨 1 块、肋骨 24 块,从整体骨架上观察躯干骨的构成及其参与胸廓、脊柱和骨盆的情况。

2. 椎骨的一般形态 取胸椎标本观察,椎骨由椎体、椎弓及由椎弓伸出的 7 个突起构成。椎体在椎骨前方,呈短圆柱状,椎弓为椎体后方呈弓形的骨板,椎体与椎弓围成椎孔。全部椎孔贯通,构成容纳脊髓的椎管。椎弓与椎体相连的部分较细,称椎弓根。两侧椎弓根向后内扩展变宽,称椎弓板。椎弓根的上、下缘各有一切迹,相邻椎骨的上、下切迹共同围成椎间孔,内有脊神经和血管通过。椎弓上伸出 7 个突起,即向两侧伸出的一对横突,向上伸出的一对上关节突,向下伸出的一对下关节突,向后伸出单一的棘突。

3. 各部椎骨的特点

(1) 颈椎:共有 7 个,其中第 1、2、7 颈椎形态特殊。一般颈椎的特点:椎体较小,椎孔较大,呈三角形。横突上有孔,称横突孔,内有椎动、静脉通过。第 2～6 颈椎的棘突较短,末端分叉。特殊颈椎的特点:第 1 颈椎又名寰椎,呈环形,无椎体、棘突和关节突,由前弓、后弓和两侧的侧块构成。侧块上、下有关节面分别与枕髁和第 2 颈椎相关节,前弓的后面有齿突凹,与枢椎的齿突相关节。第 2 颈椎又名枢椎,特点是由椎体向上伸出齿突。与寰椎的齿突凹相关节。第 7 颈椎又名隆椎,棘突特别长,末端不分叉,体表容易摸认,是临床计数椎骨和针灸取穴的标志。

(2)胸椎:共 12 个,其主要特点是椎体两侧和横突上有与肋骨相关节的肋凹。棘突较长,斜向后下,呈叠瓦状。

(3)腰椎:共 5 个,特点为椎体粗大,棘突短宽,呈板状,水平伸向后方,故相邻棘突之间的间隙较大,临床上可在此处作腰椎穿刺术。

(4)骶骨:成人骶骨由 5 块骶椎融合而成,因此,骶骨有些结构与椎骨相似,有些则是椎骨愈合后的遗迹。骶骨呈三角形,底向上,尖向下,前面光滑微凹,上缘中部向前隆凸,称岬。中部有 4 条横线,是椎体融合的痕迹。横线两端有 4 对骶前孔。背面隆凸粗糙,有 4 对骶后孔。骶前、后孔均与骶管相通,有骶神经前、后支通过。骶管上连椎管,下端的开口称骶管裂孔,裂孔两侧有向下突出的骶角,骶管麻醉常以此作为标志。骶骨的两侧的上部有耳状面与髂骨的耳状面构成骶髂关节。

(5)尾骨:由 4~5 块退化的尾椎融合而成。上接骶骨,下端游离为尾骨尖。

4. 肋骨的形态、结构及分部 由肋骨和肋软骨构成,共 12 对。除第 1 肋外,其余各肋形态大致相同。肋骨为细而长的弓状扁骨,分为中部的体和前、后两端。前端稍宽,与肋软骨相接。后端膨大,称肋头,有关节面与胸椎肋凹相关节。肋头外侧的狭细部分称肋颈。颈外侧的粗糙突起,称肋结节,有关节面与相应胸椎的横突肋凹相关节。肋体分内、外两面及上、下两缘。在内面近下缘处有一浅沟称肋沟,有肋间神经、血管经过。肋体的后面弯曲度更为明显,称肋角。在整体骨架及散骨中观察一般肋骨的形态、结构及分部;找出肋头、肋结节和肋沟,区别第一肋的主要结构特征。观察肋与肋骨,真肋、假肋及浮肋。结合自身在活体上触摸肋弓、肋间隙。

5. 胸骨的形态结构及分部 位于胸前壁正中,上宽下窄,属于扁骨。自上而下分为胸骨柄、胸骨体和剑突三部分。胸骨柄上缘有三个切迹,正中的称颈静脉切迹,两侧有锁切迹,与锁骨相接。胸骨中部呈长方形,称胸骨体。体与柄连接处微向前凸,称胸骨角,可在体表扪及,两侧平对第 2 肋,是计数肋骨的重要标志。胸骨角向后平对第 4 胸椎体下缘。胸骨体下端的薄骨片,称剑突。在骨架上找出胸骨柄、胸骨体及剑突,提示胸骨角的标志意义,联系自身在活体上触摸到颈静脉切迹、胸骨角、剑突,观察胸骨侧面的锁切迹及与肋软骨相关节的关节面。

【临床案例】

患者,女性,35 岁,头晕、乏力伴出血倾向半年,加重 1 周。半年前无诱因开始头晕、乏力,间断性下肢皮肤出血点,刷牙出血,服过 20 多剂中药不见好转,最近 1 周加重。病后无鼻出血和黑便,二便正常,进食好,无挑食和偏食,无酱油色尿,睡眠可,体重无变化。既往身体健康,无放射线和毒物接触史,无药敏史。查体:T 36℃,P 100 次/分,R 20 次/min,BP 120/70 mmHg,贫血貌,双下肢散在出血点,浅表淋巴结未触及,巩膜不黄,舌乳头正常,胸骨无压痛,心肺无异常,肝脾未触及,下肢不肿。辅助检查:血红蛋白 45 g/L,红细胞 $1.5×10^{12}$/L,白细胞 $3.0×10^9$/L;分类:中性粒细胞 30%,淋巴细胞 65%,单核细胞 5%,PLT $35×10^9$/L,中性粒细胞碱性磷酸酶阳性率 80%,血清铁蛋白 210 μg/L,血清铁 170 μg/dL,总铁结合力 280 μg/dL,尿常规(一)。

问题思考

该患者高度怀疑慢性再生障碍性贫血,如果下一步进行骨髓穿刺或活检,应该在哪里进行穿刺?

解剖学解析

该病例涉及的解剖学知识:骨的构造、骨髓的类型。

骨髓穿刺术是检测骨髓造血功能的一种常用诊断技术,适用于:① 各种血液病的诊断、鉴别诊断及治疗随访。② 不明原因的红细胞、白细胞、血小板数量增多或减少及形态学异常。③ 不明原因发热的诊断与鉴别诊断,可作骨髓培养,骨髓涂片找寄生虫等。因为成年人的骨髓腔内由黄骨髓填充,因此要进行骨髓穿刺抽取红骨髓,可在长骨两端、短骨、扁骨和不规则骨的骨松质内抽取,临床上常用的穿刺部位:① 髂前上棘后上方 1～2 cm 处作为穿刺点,此处骨面较平,容易固定,操作方便安全。② 髂后上棘:位于骶椎两侧、臀部上方骨性突出部位。③ 胸骨柄:此处骨髓含量丰富,当上述部位穿刺失败时,可作胸骨柄穿刺,但此处骨质较薄,其后有心房及大血管,严防穿透发生危险,较少选用。④ 腰椎棘突:位于 3～4 腰椎棘突突出处,极少选用。

【作业】

简答题

1. 解剖学姿势和立正姿势有何异同点? 仰卧时鼻尖朝向何方?
2. 躯干骨由哪些骨组成? 各部椎骨形态特点有何不同?
3. 胸骨角位于何处? 有何临床意义?
4. 颈椎在形态上有何特点?
5. 椎间孔的构成及其通行物是什么?
6. 何为骶角? 有何临床意义?
7. 骶前、后孔通入什么部位? 有什么结构通过? 骶管裂孔是怎样形成的?
8. 躯干骨有哪些骨性标志?
9. 肋可以分为哪几类? 肋骨是怎么构成的? 肋弓是怎样形成的?

实验二 四 肢 骨

【实验目的】

1. **掌握内容** 上肢骨的分部及其组成,各骨的形态、结构及其特点,锁骨、肩胛骨、肱骨、尺骨和桡骨的位置、形态结构,并辨别其左右。上肢重要的体表标志:肩峰、肩胛冈、肱骨大结节、尺骨鹰嘴、肱骨内上髁、肱骨外上髁、豌豆骨。下肢带骨及自由下肢骨(股骨、胫骨、腓骨、髌骨)的位置与形态,跗骨及跖、趾骨的名称及其排列关系。下肢骨重要的体表标志:髂棘、髂前上棘、耻骨结节、坐骨结节、大转子、内侧髁、外侧髁、胫骨粗隆、内踝、外踝。在整体骨架上观察上、下肢各骨的相互关系。

2. **重点内容** 上、下肢骨的组成及基本形态。在体表摸到肩峰、肩胛冈、大结节、尺骨鹰嘴、内上髁、外上髁、豌豆骨、髂棘、髂前上棘、耻骨结节、坐骨结节、大转子、内侧髁、外侧髁、胫骨粗隆、内踝、外踝。

3. **难点内容** 髋骨的组成及形态结构。

【实验准备】

1. 多媒体教学设备。

2. 医学虚拟仿真实验教学中心——数字人解剖系统。

3. 标本 全身骨架、锁骨、肩胛骨、肱骨、桡骨、尺骨、手骨、髋骨、股骨、髌骨、胫骨、腓骨、足骨等散骨,串联好的手骨、足骨以及骨盆。

4. 模型 全身骨架模型。

5. 挂图 锁骨及肩胛骨、肱骨及前臂骨、手骨、髋骨、股骨及小腿骨、足骨图。

6. 影像资料 运动系统。

【实验内容】

一、上肢骨

(一)上肢带骨

1. 锁骨 位于胸廓前上方,呈"～"形。内侧端粗大称胸骨端,与胸骨柄相关节;外侧端扁平称肩峰端,与肩峰相关节。锁骨对固定上肢、支撑肩胛骨、便于上肢灵活运动起重要作用,是重要的体表标志。在锁骨上分出上、下面,左、右侧及内侧端和外侧端,然后再在自身活体上触摸整个锁骨。

2. 肩胛骨 为三角形扁骨,位于胸廓后外侧的上端,介于第2~7肋之间,可分为三缘、三角和两面。上缘的外侧部有一弯曲的指状突起,称喙突。内侧缘较薄,靠近脊柱,又称脊柱缘;外侧缘肥厚邻近腋窝,又称腋缘。上角在内上方,平对第2肋;下角平第7肋水平,体表易于摸到,为计数肋的标志;外侧角膨大,有朝向外面的关节面,称关节盂,与肱骨头相关节。前面与胸廓相对,为一大的浅窝,称肩胛下窝;后面被一向前外上突出的骨嵴肩胛冈分为冈上窝和冈下窝。肩胛冈向外侧延伸的扁平突起,称肩峰,是肩部的最高点。在离体散骨里辨别左、右肩胛骨,分清楚前、后面,内侧、外侧缘及上角、下角和外侧角,观察关节盂的形态特点,在自身活体上触摸到肩峰、肩胛冈等结构。

(二)自由上肢骨

1. 肱骨 位于上臂,是典型的长骨,可分为一体两端。上端有呈半球形的股骨头,与肩胛骨的关节盂相关节。头周围的环形浅沟,称解剖颈。颈的外侧和前方有隆起的大结节和小结节,大、小结节之间有结节间沟。上端与体交界处较细为外科颈,肱骨体中部外侧面有一粗糙隆起称三角肌粗隆,为三角肌附着处。在粗隆的后内侧有一斜行的浅沟称桡神经沟,内有同名神经经过,肱骨中部骨折可能伤及桡神经。肱骨下端外侧有一半球形的肱骨小头,与桡骨头上面的关节面构成关节。内侧为形如滑车状的滑车切迹,与尺骨滑车切迹构成关节。滑车的后上方有一深窝,称鹰嘴窝。小头的外侧和滑车内侧各有一突起,分别称为外上髁和内上髁。内上髁的后下方有尺神经沟,内上髁骨折或肘关节脱位时,有可能伤及沟内的尺神经。辨认肱骨并分清楚左右,观察近端的肱骨头,大、小结节和结节间沟,在肱骨体部找到桡神经沟,在远端观察肱骨滑车、肱骨小头,内上髁、外上髁及尺神经沟和鹰嘴窝。联系自身活体,触摸到鹰嘴、肱骨内上髁、肱骨外上髁。

2. 桡骨 位于前臂的外侧,分一体两端。上端稍膨大称桡骨头,上面的关节凹,与肱骨小头形成肱桡关节。头的周围为环状关节面,与尺骨桡切迹形成桡尺近侧关节。头下方稍细,称桡骨颈。颈的内下侧有突起的桡骨粗隆。桡骨下端粗大,外侧有突向下的锥形突起,称桡骨茎突,为骨性标志。下端的内侧面与尺骨头相关节的尺切迹,下面有腕关节面与腕骨形成桡腕关节。辨别左、右侧桡骨,先观察桡骨近、远端的区别和特点,分别与什么结构构成关节,在桡骨远端找出桡骨茎突和尺切迹。

3. 尺骨 位于前臂的内侧,分一体两端。上端的前面有一大的凹陷关节面,称滑车切迹,与肱骨滑车相关节。切迹的上、下方各有一突起,上方大者称鹰嘴,下方小者为冠突。冠突的外侧面有桡切迹,与桡骨头相关节。尺骨下端称尺骨头,其后内侧向下的突起称尺骨茎突。在散骨中辨别左、右侧尺骨,先观察尺骨近、远端的区别和特点,分别与什么结构构成关节,在尺骨近端找到鹰嘴、滑车切迹,在尺骨远端找出尺骨头并注意观察其关节面的形状,在内侧后方找出尺骨茎突并联系自身活体触摸到它。

4. 手骨 分为腕骨、掌骨和指骨。① 腕骨由8块小的短骨组成,其排列成远侧、近侧两列,每列4块。由桡侧向尺侧,近侧列依次为手舟骨、月骨、三角骨和豌豆骨;远侧列为大多角骨、小多角骨、头状骨和钩骨。手舟骨、月骨和三角骨近端共同形成一椭圆形的关节面,与桡骨的腕关节面及尺骨下端的关节盘构成桡腕关节。所有腕骨在掌面形成一凹陷的腕骨沟。② 掌骨5块,由桡侧向尺侧,依次称第1~5掌骨。掌骨分一体两端,近侧端为底,远侧端为头,底与头之间部分为体,先在整体骨架上观察手骨,取手骨标本分别指出各手骨的排列关系及名称,区分第1～5掌骨和指骨,观察其各自的特点。③指骨共14节,除拇指仅有2节外,其余4指均为3节,由近端向远端依次为近节指骨、中节指骨和远节指骨。指骨的近端称底,中间部为体,远端为滑车。

二、下肢骨

(一)下肢带骨

1. **髋骨** 属于不规则骨,小儿髋骨标本上观察髋骨由髂骨、耻骨和坐骨借软骨连接而成,15岁左右软骨骨化,三骨融合成一骨。在融合部的外侧面有一深窝,称髋臼。坐骨、耻骨之间围成闭孔,先在整体上观察髋骨的形态,然后区分出左、右髋骨,在离体髋骨上区分出髂骨、坐骨、耻骨并观察三骨的形态和结构,在三骨结合处观察髋臼的形态、关节面,找出闭孔。

2. **髂骨** 构成髋骨的后上部,分为肥厚的髂骨体和扁阔的髂骨翼。翼的上缘肥厚,称髂嵴。髂嵴的前、中1/3交界处向外侧突出称髂结节,为重要的骨性标志,临床常在此进行骨髓穿刺抽取红骨髓检查其造血功能。两侧的髂嵴的最高点连线,约平第4腰椎棘突,是临床确定椎骨序数的方法之一。髂嵴前端为髂前上棘,后端为髂后上棘。在髂前、后上棘的下方各有一突起,分别为髂前下棘和髂后下棘。髂骨的内面光滑凹陷,称髂窝。髂窝的下界有圆钝的骨嵴,称弓状线,窝的后部骨面粗糙不平,有一耳状关节面,称耳状面,与骶骨的耳状面相关节,联系自身,在活体上触摸到髂嵴、髂前上棘、髂后上棘。

3. **坐骨** 构成髋骨的后下部,分坐骨体和坐骨支。体后缘有一尖锐的突起,称坐骨棘,棘下方为坐骨小切迹。坐骨棘与髂后下棘之间为坐骨大切迹。坐骨体下后部延伸为较细的坐骨支,其末端与耻骨下支结合。体与支移行处的后部是肥厚而粗糙的坐骨结节,为坐骨的最低点,体表可触及,联系自身,在活体上触摸到坐骨结节。

4. **耻骨** 构成髋骨的前下部,分为体和上、下支。耻骨体和髂骨体结合处骨面粗糙隆起,称髂耻隆起。自体向前内延伸出耻骨上支,其末端急转向下,成为耻骨下支。耻骨上支的上缘锐薄,称耻骨梳。耻骨梳向前终于耻骨结节。耻骨上、下支相互移行处内侧的椭圆形粗糙面,称耻骨联合面,联系自身,在活体上触摸到耻骨联合、耻骨结节。

(二)自由下肢骨

1. **股骨** 位于大腿部,是全身最长、最粗的长骨,可分为一体两端。上端有球形的股骨头,与髋臼相关节,头的外下方较细部分为股骨颈,体与颈交界处有两个隆起,上外侧为大转子,下内侧的较小为小转子。大、小转子之间,在后方有隆起的转子间嵴,在前面以转子间线相连。股骨体后面有纵行的骨嵴,称粗线,此线上端分叉,向外上延伸为臀肌粗隆。下端有两个向下后的膨大,分别称内侧髁和外侧髁。两髁侧面最突起处,分别为内上髁和外上髁。区分出左、右股骨,在股骨上端观察股骨头、股骨颈的倾斜度,大小转子的位置关系,在股骨体部找出并观察滋养孔,在股骨下端找出内侧髁、外侧髁、内上髁、外上髁,观察远端关节面及髁间窝的形态。

2. **髌骨** 位于股骨下端的前面,股四头肌腱内,上宽下尖,前面粗糙,后面为光滑的关节面,与股骨髌面形成关节。髌骨可在体表摸到。

3. **胫骨** 位于小腿内侧,对支持体重起重要作用,故较粗壮,分一体两端。上端膨大,向两侧突出,形成内侧髁和外侧髁。两髁之间有向上的隆起称髁间隆起,为前后交叉韧带的附着处。上端与体移行处的前面有粗糙的隆起称胫骨粗隆,它是股四头肌腱的附着处。胫骨体呈三棱形,其前缘和内侧面在体表可摸到。下端内侧面向下突出称内踝。辨别左、右胫骨,在胫骨上端观察上端关节面,与股骨下端关节面的接触面积及吻合程度,找出胫骨粗隆,在胫骨体观察是否有滋养孔,观察胫骨下端关节面的结构特点和内踝。

4. 腓骨　位于小腿外侧,细而长,上端略膨大称腓骨头,头下方变细称腓骨颈,下端膨大称为外踝。腓骨头浅居皮下,是重要的骨性标志。辨别左、右腓骨,观察并触摸到腓骨头和外踝。

5. 足骨　可分为跗骨、跖骨及趾骨。① 跗骨共 7 块,排成前、中、后三列,后列为跟骨和距骨,跟骨后部粗糙隆起称跟骨结节。距骨上面有前宽后窄的距骨滑车,与胫、腓骨下端相关节。中列为足舟骨。前列为内侧楔骨、中间楔骨、外侧楔骨和骰骨。在整体骨架上观察跗骨的组成、排列情况,观察距骨关节面的结构特点。② 跖骨:共 5 块,由内侧向外侧依次为第 1～5 跖骨。其后端为底,中间为体,前端为头。观察跖骨的组成。③ 趾骨:有 14 节,观察趾骨的组成。

【临床案例】

患者,女性,70 岁,自诉于 6 h 前不慎摔倒,左髋部着地,当时即感左髋部肿痛,不能活动。随后被家人送到医院求治,病程中无头晕头痛、无恶心呕吐、无心慌胸闷、无腹痛腹泻、饮食睡眠可、二便正常。查体:神清,精神可。查体合作,营养发育正常。皮肤巩膜无黄染,全身浅表淋巴结未及肿大,头颅正常。双侧瞳孔等大等圆,对光反射存在。气管居中,双侧甲状腺无肿大,压痛。胸廓对称,胸椎后凸畸形,双肺呼吸音清,未闻及干湿性啰音,心律齐,78 次/min,未闻及病理性杂音,腹平软,未见胃肠型及蠕动波,肝脾肋下未及,移动性浊音阴性,肠鸣音 4 次/min。专科检查:左髋部肿胀不明显,左下肢出现外旋畸形。左髋周围及腹股沟压痛,活动左髋可闻及骨擦音,存在反常活动,左髋关节活动受限。左下肢肌力约 0 级,感觉迟钝。

问题思考:
该患者的诊断考虑什么疾病? 为什么?

解剖学解析:
该病例涉及以下解剖学知识点:股骨的形态,髋关节的组成。诊断:左股骨颈骨折。
股骨颈骨折常发生于老年人,其典型症状:老年人跌倒后诉髋部疼痛,不敢站立和走路。典型体征:① 畸形,患肢多有轻度屈髋、屈膝及外旋畸形。② 疼痛,髋部除有自发疼痛外,移动患肢时疼痛更为明显。在患肢足跟部或大转子处叩击时,髋部感疼痛,在腹股沟韧带中点下方常有压痛。③ 肿胀,股骨颈骨折多是囊内骨折,骨折后出血不多,关节外又有丰厚肌群的包围,因此,外观上局部不易看到肿胀及瘀斑。④ 功能障碍,移位骨折患者在伤后不能坐起或站立,但也有一些无移位的稳定骨折的患者,在伤后仍能走路或骑车。对这些患者要格外注意,不要因遗漏诊断使无移位稳定骨折变成移位的不稳定骨折。在移位骨折,骨折远端失去了关节囊和髂股韧带的稳定作用并且受臀肌肌群和内收肌群的牵拉而发生外旋畸形,因而患肢变短。⑤ 患侧大转子升高。表现:大转子在髂前上棘与坐骨结节连线之上;大转子与髂前上棘间的水平距离缩短,短于健侧。

【作业】

简答题

1. 上、下肢骨各由哪些骨组成?上、下肢骨的形态特点及有何异同?
2. 鹰嘴和肱骨内、外上髁的关系是怎样的?有何临床意义?
3. 在活体上能摸到上、下肢各有哪些重要的骨性标志?
4. 髋骨由哪几部分构成?跗骨包括哪几块?

实验三 颅 骨

【实验目的】

1. 掌握内容 脑颅和面颅诸骨的名称、位置。颅的分部和功能。颞骨、蝶骨、筛骨、上颌骨、下颌骨的分部和形态结构。颅的主要体表标志：眉弓、颧弓、下颌角、舌骨、乳突、枕外隆突。

2. 重点内容 脑颅骨和面颅骨各骨的名称及其在整颅中的位置，颅底血管、神经通过的孔道。

3. 难点内容 颅底血管、神经通过的孔道。

【实验准备】

1. 多媒体教学设备。

2. 医学虚拟仿真实验教学中心——数字人解剖系统。

3. 标本 全身骨骼、彩色整颅带配套下颌骨、颅矢状切面、颅冠状切面、整颅及水平切开颅盖的颅骨、颅底及分离颅骨、下颌骨、颞骨、上颌骨、蝶骨、筛骨、舌骨。

4. 模型 全身骨架模型、分离颅骨模型。

5. 挂图 颅的前面观及囟门、颅及囟门的侧面观、颅底外面观、颅底内面观。

6. 影像资料 颅骨、脑颅、面颅。

【实验内容】

一、脑颅骨

共8块，位于颅的后上部，围成颅腔，容纳脑。

1. 额骨 1块，位于颅的前上部。

2. 顶骨 2块，位于颅盖部中线两侧，介于额骨与枕骨之间。

3. 枕骨 1块，位于颅的后下部。

4. 颞骨 2块，位于颅的两侧，参与颅底和颅腔侧壁的构成。其中参与颅底构成的部分，称颞骨岩部，其内含有前庭蜗器。观察颞骨的形态及位置并区分颞骨的分部以及观察颞骨上的孔道。

5. 蝶骨　1块,位于颅底中部,枕骨的前方,形似蝴蝶。在水平切面的颅骨下部分,观察蝶骨、垂体窝的形态及其在颅底的位置和毗邻,在分离颅骨标本上及模型上找出蝶骨体、蝶骨大翼、蝶骨小翼。

6. 筛骨　1块,位于颅底,在蝶骨的前方及左、右两眶之间。通过放大的筛骨模型观察,筛骨额状切面呈"巾"字形,分为三部分:① 筛板呈水平位,构成鼻腔的顶,板上有许多小孔,称筛孔。② 垂直板居正中矢状位,构成骨性鼻中隔的上部。③ 筛骨迷路位于垂直板的两侧,内含筛窦;迷路内侧壁上有两个卷曲的小骨片,即上鼻甲和中鼻甲。

二、面颅骨

共 15 块,位于颅的前下部,构成眶、鼻腔、口腔和面部的骨性支架。

1. 上颌骨　2块,位于面颅的中央。内有大的含气腔,称上颌窦。

2. 鼻骨　2块,居两眶之间,构成鼻背。

3. 颧骨　2块,位于上颌骨的外上方。

4. 泪骨　2块,为一小而薄的骨片,构成眶内侧壁的前部。

5. 腭骨　2块,位于上颌骨的后方。

6. 下鼻甲　2块,为附于鼻腔外侧壁的一对卷曲薄骨片。

7. 犁骨　1块,为垂直位斜方形骨板,构成骨性鼻中隔的后下部。

8. 下颌骨　1块,位于面部的前下部,可分为一体两支。下颌体居中央,呈马蹄形,上缘有容纳下牙根的牙槽。体的前外侧面有颏孔。下颌支是由体向后方伸出的方形骨板,其上缘有两个突起,前为冠突,后为髁突。髁突上端膨大,称下颌头,与下颌窝相关节。下颌支后缘与下颌体相交处,称下颌角;下颌支内面中央有下颌孔。

9. 舌骨　1块,呈"U"形,位于下颌骨的下方。

三、体表骨性标志

大家在自体上触摸枕外隆突、乳突、颧弓、外耳门、眶缘、眉弓、眉间、下颌角、下颌骨髁突、颏隆凸、舌骨等的位置。

【临床案例】

患儿,男性,6 个月,生后 3 个月后出现睡眠不安、哭闹、夜惊、多汗,家人未作任何处理,吃奶量减少,睡眠不佳,易受到惊吓,近三个月哭闹、夜惊、多汗加重,遂来医院。查体:T 36.3℃,P 128 次/min,R 32 次/min,BP 未测,神清,精神萎靡,手指尖压枕骨或顶骨的后部,可有压乒乓球感,胸部肋骨处有半球状隆起,胸部的正中前位的胸骨有隆突。血生化检查:血钙稍低、血磷明显下降、钙磷乘积下降、血清 25‑(OH)D3 明显降低、碱性磷酸酶增高(>200 IU)。X 线片:长骨干骺端膨大,临时钙化带模糊或消失,骨干骨密度下降。

问题思考

1. 该患儿诊断为何种疾病?

2. 试用解剖学知识来解释。

解剖学解析

该病例涉及以下解剖学知识点：骨的构造，新生儿骨的特点。诊断：佝偻病。

根据患者枕骨、顶骨以及胸部肋骨处有半球状隆起，胸骨前有隆突，血生化检查和X线片检查结果，可以诊断出维生素D缺乏性佝偻病。维生素D缺乏性佝偻病，又叫骨软化症，是以维生素D缺乏导致钙、磷代谢紊乱，临床以骨骼的钙化障碍为主要特征的疾病，是一种慢性营养缺乏病，发病缓慢，影响生长发育。多发生于3个月~2岁的小儿。主要临床表现：有多数从3个月左右开始发病，此期以精神、神经症状为主，患儿有睡眠不安、好哭、易出汗等现象，出汗后头皮痒而在枕头上摇头摩擦，出现枕部秃发。用手指按在3~6个月患儿的枕骨及顶骨部位，感觉颅骨内陷，随手放松而弹回，称乒乓球征。8~9个月以上的患儿头颅常呈方形，前囟大及闭合延迟，两侧肋骨与肋软骨交界处膨大如珠子，称肋串珠。胸骨中部向前突出形似"鸡胸"，或下陷成"漏斗胸"，胸廓下缘向外翻起为"肋缘外翻"。

【作业】

简答题

1. 颅中窝有哪些重要的孔、管和沟裂？它们各通向何处？

2. 鼻旁窦有哪些？位于何处？开口于何处？

3. 翼点在何处？有何临床意义？

4. 颅前窝、颅后窝各有哪些主要孔裂？各通过哪些结构？

5. 新生儿颅骨有哪些特点？

6. 颅骨可分为哪两部分？各由哪些骨构成？

7. 总结颅底内、外面的交通孔道。

8. 在自己身上，能摸到颅骨哪些重要的骨性标志？

实验四　躯干骨与颅骨的连结

【实验目的】

1. 掌握内容　骨性胸廓的组成,胸廓上、下口的围成。脊柱的组成、形态及功能。骨盆的组成及分部,正常方位。颅缝连结形式。颞下颌关节的组成及其构造和运动特点。颅底内面三个颅窝的境界及主要结构,孔裂交通,颅底外面观的主要结构和交通。颅底内面观的主要结构。新生儿颅骨的特征及出生后变化。骨性鼻腔的构成与各鼻旁窦的关系。

2. 重点内容　胸廓的组成、脊柱的组成、形态及功能。骨性鼻腔各壁的构成及交通。颞下颌关节的组成及其构造和运动特点。

3. 难点内容　颞下颌关节的组成及其构造和运动特点。

【实验准备】

1. 多媒体教学设备。

2. 医学虚拟仿真实验教学中心——数字人解剖系统。

3. 标本　整体骨架、整颅带配套下颌骨、颅骨水平切面、游离脊柱、胸廓、颞下颌关节。

4. 模型　脊柱模型、男女骨盆模型。

5. 挂图　脊柱全貌、椎骨的连结、胸廓前面观、颅及囟门的前面观、颅及囟门的侧面观、颅底外面观、颅底内面观、鼻腔外侧壁。

6. 影像资料　躯干骨及其连结、运动系统解剖(骨、关节)。

【实验内容】

一、躯干骨的连结

1. 椎骨间的连结

(1)椎体间的连结:椎体之间借椎间盘及前、后纵韧带相连。取椎骨连结湿标本观察,可见椎体之间稍膨大,即椎间盘(连结相邻椎体)。在椎间盘横断的标本上观察,可见椎间盘中央部为白色而质较软的髓核,周围为多层以同心圆排列的纤维环。颈腰部椎间盘前厚后薄,而胸部椎间盘则相反。同时,注意观察椎间孔的位置。在椎体和椎间盘的前面有上下纵行的前纵韧带。从去椎弓标本上观察,可见椎体和椎间盘的后面有纵行的后纵韧带。

(2)椎弓间的连结:包括椎弓板、棘突、横突间的韧带连结和上、下关节突之间的关节连结。取经正中线纵剖的脊柱标本观察,可见连于棘突尖端纵行的棘上韧带。连于两棘突之间较短的棘间韧带。连于相邻两椎弓板之间的为黄韧带(弓间韧带)。

2. 脊柱 在完整骨架上观察,可见脊柱位于背部正中,构成人体的中轴。由24块椎骨、1块骶骨和1块尾骨及其连结组成。从侧面观察,脊柱呈"S"形,有颈、胸、腰、骶4个生理弯曲。其中颈曲、腰曲凸向前,胸曲、骶曲凸向后。从后面观察,脊柱在后正中线上有一串棘突。颈椎棘突较短,近水平位;胸椎棘突较长,斜向后下,呈叠瓦状,相互掩盖;腰椎棘突呈水平位,棘突之间间隙较大。在完整的骨性脊柱以及游离脊柱上观察脊柱的前面观、后面观、侧面观及其运动特点。

3. 胸廓 在完整骨架上观察,可见胸廓由12个胸椎、12对肋、1块胸骨和其连结组成。成人胸廓呈前后略扁,上窄下宽的圆锥形。新生儿的胸廓横径与前后径大致相等,近似桶状。胸廓有上、下两口。上口较小,向前下方倾斜,由第1胸椎、第1对肋和胸骨柄上缘围成,是胸腔与颈部的通道。胸廓下口宽而不整齐,由第12胸椎,第11、12对肋,左、右肋弓和剑突围成。相邻两肋之间的间隙称肋间隙。从前面观察,胸廓前壁最短,胸骨居正中,上7对肋骨前端借助软骨与胸骨相连。第8~10对肋骨前端依次与上位肋软骨相连,形成肋弓。第11、12对肋软骨前端游离于腹壁肌中。观察完胸廓标本后,同学们可在自己的身体上,用手掌紧贴胸廓,然后深呼吸,体会肋前端的移动情况。

二、颅骨的连结

1. 颅盖 取完整颅骨从上方观察,可看到在额骨与顶骨之间有横行的冠状缝,左、右两顶骨之间有矢状缝,顶骨与枕骨之间有似呈"人"字形的人字缝。

新生儿的颅:取新生儿颅骨观察,可见颅顶各骨之间的间隙较大,由结缔组织膜填充,称囟。其中最大的囟为前囟(额囟),呈菱形,位于冠状缝与矢状缝会合部。在矢状缝和人字缝相交处,有三角形的后囟(枕囟)。

2. 颅底

(1)颅底内面观:取颅底骨标本,可见颅底内面高低不平,由前向后呈阶梯状排列着三个凹陷,分别称颅前窝、颅中窝和颅后窝。窝内有许多孔、裂,它们大都与颅外相通,故观察时,应同时查看它们在颅外的位置。① 颅前窝:由额骨、筛骨和蝶骨构成,窝中央低凹部分是筛骨的筛板,板上有许多筛孔,有嗅丝通过。② 颅中窝:主要由蝶骨和颞骨构成。中央是蝶骨体,体上面有容纳垂体的垂体窝。窝前两侧有视神经管,管外侧有眶上裂,它们都通入眶腔。蝶骨体两侧,自前向后依次有圆孔、卵圆孔和棘孔。棘孔由脑膜中动脉沟向外上走行。③ 颅后窝:主要由枕骨和颞骨岩部构成。窝内有枕骨大孔,孔前方有斜坡,孔的前外缘上有舌下神经管,孔的后上方有枕内隆凸,隆凸两侧有横行的横窦沟,横窦沟折向前下续为乙状窦沟,末端终于颈静脉孔。在颞骨岩部的后面有内耳门,由此通入内耳道。

(2)颅底外面观:后部中央有枕骨大孔,孔的后上方有枕外隆凸,孔两侧有椭圆形关节面为枕髁。髁的前外侧有颈静脉孔,其前方的圆形孔为颈动脉管外口。颈动脉管外口的后外侧有细长的茎突,其后外方为颞骨的乳突。茎突与乳突之间有茎乳孔,茎乳孔前方的凹陷为下颌窝,与下颌头相关节。下颌窝前方的横行隆起称关节结节。其前部有牙槽和硬腭的骨板,向后可见被犁骨分成左、右两半的鼻后孔。

3. 颅前面观

(1) 眶:呈圆锥形,可分为一尖、一底和四壁,容纳眼球及其附属结构。尖向后内,有视神经管通颅腔。底为眶口,朝向前下,略呈四边形,口的上、下缘分别称眶上缘和眶下缘。眶上缘上可见眶上孔(或眶上切迹),在眶下缘中份下方有眶下孔。眶上壁为颅前窝的底,眶内侧壁邻鼻腔和筛窦,近前缘处有泪囊窝,向下续为鼻泪管,通入鼻腔。试用探针从泪囊窝经鼻泪管,可通达鼻腔下鼻道;眶下壁为上颌窦的顶;外侧壁与上、下壁交界处后面各有眶上裂和眶下裂,内有血管、神经通过。

(2) 骨性鼻腔:位于面颅中央,由犁骨和筛骨垂直板构成的骨性鼻中隔,将其分为左、右两半。在正中矢状切面颅骨标本或鼻腔外侧面模型上观察可见外侧壁上有 3 个向下卷曲的骨片,分别为上、中、下鼻甲。各鼻甲下方分别为上、中、下鼻道。上鼻甲后上方与蝶骨之间的间隙,称蝶筛隐窝。

(3) 鼻旁窦:共 4 对,为额骨、上颌骨、筛骨和蝶骨内的含气骨腔,位于鼻腔周围并开口于鼻腔。额窦位于额骨内,开口于中鼻道;上颌窦最大,位于上颌骨内,开口于中鼻道,其窦口高于窦底,故直立时不易引流;筛窦位于筛骨迷路内,由许多不规则的小房组成,可分为前、中、后三群,其前、中群开口于中鼻道,后群开口于上鼻道;蝶窦位于蝶骨体内,开口于上鼻甲后上方的蝶筛隐窝。

4. 颅侧面观　通过完整颅骨侧面观察,可见中部有一骨性孔为外耳门,门后方是乳突,前方为颧弓,颧弓上方的凹陷为颞窝。在颞窝区内,额、顶、蝶、颞 4 骨交汇处称翼点。此处骨质薄弱,外伤和骨折时,易损伤其内面的脑膜中动脉前支,引起颅内硬膜外血肿。观察颞下颌关节的构成及运动特点,颞下颌关节由下颌骨髁突、颞骨关节结节构成,颞下颌关节的关节腔内含有关节盘,关节囊松弛,易脱位,大家可以通过触摸自己的颞下颌关节来体会颞下颌关节的运动。

【临床案例】

患者,女性,32 岁,汉族,已婚,农民,患者于 1 个月前扭伤腰部出现腰部及右侧下肢疼痛,呈放射性,沿下腰部骶髂关节、小腿及足跟外侧外踝处。偶伴麻木,达小腿后外部、外踝足背外侧小趾。腰臀部坠胀感。弯腰及行走时症状加重。近 10 天来,腰及右侧下肢疼痛、麻木加重,行走受限,来院求治。患者自症状加重以来,影响生活和休息。无特殊嗜好,既往无肝炎、结核病史,无药物过敏史。体格检查:T 36.2℃,P 70 次/min,R 20 次/min,BP 140/80 mmHg。发育正常,营养中等,痛苦面容,行走受限,查体合作。眼、耳、鼻、咽无异常。气管居中,甲状腺不大;胸廓对称,无畸形,触诊语颤均等,无增强及减弱,心肺肝未见异常。双侧巴宾斯基征及凯尔尼格征均阴性。触诊:L3～L5 棘间,L5、S1 椎体右侧及 L5 横突等处明显压痛,直腿抬高实验右 50°(＋),左(－);膝腱反射(－);跟腱反射减弱;括约肌功能(－);股神经紧张试验(－)。辅助检查:血常规(－),尿常规(一),心电图(一)。

问题思考

1. 请问该患者诊断为何种疾病?
2. 试用解剖学知识来解释。

解剖学解析

该病例涉及以下解剖学知识点:脊柱的组成、形态特点。诊断:腰椎间盘突出症。

腰椎间盘突出症是较为常见的疾患之一,主要是因为腰椎间盘各部分(髓核、纤维环),尤其是髓核,伴有不同程度的退行性改变后,在外力因素的作用下,椎间盘的纤维环破裂,髓核组织从破裂之处突出(或脱出)于后方或椎管内,导致相邻脊神经根遭受刺激或压迫,从而产生腰部疼痛,一侧下肢或双下肢麻木、疼痛等一系列临床症状。典型症状:① 腰痛,是大多数患者最先出现的症状,由于纤维环外层及后纵韧带受到髓核刺激,经脊神经脊膜支而产生下腰部感应痛。② 下肢放射痛,绝大多数患者是 L4~L5、L5~S1 间隙突出,表现为坐骨神经痛。典型坐骨神经痛是从下腰部向臀部、大腿后方、小腿外侧直到足部的放射痛,在喷嚏和咳嗽等腹压增高的情况下疼痛会加剧。放射痛的肢体多为一侧,仅极少数中央型或中央旁型髓核突出者表现为双下肢症状。典型体征:① 压痛、叩痛及骶棘肌痉挛。压痛及叩痛的部位基本上与病变的椎间隙相一致,叩击痛以棘突处为明显,系叩击振动病变部所致。② 腰部活动受限。大部分患者都伴有不同程度的腰部活动受限,急性期尤为明显,其中以前屈受限最明显,因为前屈位时可进一步促使髓核向后移位,并增加对受压神经根的牵拉。③ 直腿抬高试验及加强试验(+)。患者仰卧,伸膝,被动抬高患肢。下肢抬高到 $60°\sim70°$,始感腘窝不适。

【作业】

简答题

1. 椎间盘的构造和功能如何?
2. 试述胸廓的组成、运动及功能。
3. 试列举纤维连结、软骨连结和骨性结合各 2 例。
4. 椎骨间主要有哪几种骨连结的形式?
5. 脊柱侧面观上可见几个生理弯曲?有何意义?
6. 试述颞下颌关节的组成及其结构特点。

实验五　四肢骨的连结

【实验目的】

1. 掌握内容　肩关节、肘关节的形态结构和功能。骶髂关节的形态结构。骨盆的构成，大、小骨盆的分界线以及骨盆的性别差异。髋关节、膝关节和距小腿关节（踝关节）的构成、结构特点和功能。

2. 重点内容　肩关节、肘关节、髋关节、膝关节和距小腿关节的形态结构和功能。

3. 难点内容　骨盆的构成，大、小骨盆的分界线。

【实验准备】

1. 多媒体教学设备。

2. 医学虚拟仿真实验教学中心——数字人解剖系统。

3. 标本　肩关节整体及打开标本、肘关节整体及打开标本、前臂骨间膜标本、骶髂关节标本、骨盆标本、髋关节打开标本、整体膝关节标本、膝关节打开标本、踝关节及足的连结标本。

4. 模型　骨盆模型。

5. 挂图　肩关节、肘关节、髋关节、膝关节、踝关节图，男女骨盆图。

6. 影像资料　四肢骨的连结。

【实验内容】

一、上肢骨的连结

（一）肩关节

由肱骨头及肩胛骨关节盂构成。

1. 先取未切开关节囊的标本观察，可见关节囊的内侧端附于肩胛骨关节盂的周围，外侧端附着于肱骨头周围。关节囊上部较紧，下部松弛，在肱骨结节间沟内有一自关节囊内穿出的肌腱是肱二头肌长头腱。但关节囊的前下方没有肌和韧带，是关节囊的薄弱点。

2. 再取切开肩关节囊的标本观察，首先观察关节面，在关节盂的周围还可见到一圈颜色较深的软骨环（由纤维软骨构成）称为盂唇。再观察关节囊的内表面和外表面，可见内表面光滑(滑膜层),外表面粗糙(纤维层)。

（二）肘关节

取已切开关节囊的标本(结合骨标本)观察肘关节面,可见肘关节包括三组关节:肱尺关节、肱桡关节和桡尺近侧关节。再取未切开关节囊的标本观察,可见关节囊前、后壁薄弱而松弛,但其两侧增厚。关节囊纤维层的环行纤维,于桡骨头处较发达,由此形成一坚韧的桡骨环状韧带。

（三）前臂骨连结

1. 桡尺近侧关节　已在肘关节进行了观察。

2. 桡尺远侧关节　取已切开关节囊的腕关节标本观察,可见此关节由桡骨下端的尺切迹与尺骨头环状关节面连同尺骨头下面的关节盘共同构成桡尺远侧关节。在尺骨下方可见一块三角形的软骨板,为关节盘,此盘将尺骨与腕骨隔开。

3. 前臂骨间膜　连在桡骨与尺骨之间的一片结缔组织膜。

（四）手关节

包括桡腕关节,腕骨间关节,腕掌关节、掌骨间关节、掌指关节和指骨间关节。重点观察以下关节。

1. 桡腕关节　取切开关节囊的桡腕关节标本观察关节面,可见其关节面凹由桡骨下端的腕关节面和尺骨下端的关节盘构成,而关节面凸则由近侧腕骨(豌豆骨除外)构成。再取未切开关节囊的标本观察,关节周围包被有关节囊,囊外亦有韧带加强。

2. 腕掌关节　由远侧列腕骨与5块掌骨底构成。

二、下肢骨的连结

（一）下肢带骨的连结

左、右髋骨与骶骨连结形成骶髂关节,由左、右髋骨之间的连结称为耻骨联合,并由上述连接形成骨盆。取骨盆湿标本(或模型)观察,可见骨盆由左、右髋骨,骶骨,尾骨以及所属的骨连结和韧带构成。两髋骨在前方正中线借耻骨联合连结。两髋骨后方的耳状面与各相应的骶骨耳状面连结(骶髂关节)。

（二）自由下肢骨连结

1. 髋关节　由髋臼及股骨头构成。① 取未切开关节囊标本观察:关节囊内侧附于髋臼边缘,外侧在前面包围整个股骨颈的前面,但在后面只包围股骨颈后面的内侧,股骨颈的外侧一小部露在囊外,故股骨颈骨折有囊内和囊外之分。关节囊厚而坚实(取肩关节的标本加以比较)。关节囊周围有韧带加强,其中以前方的髂股韧带最强大。② 再取已切开关节囊的髋关节标本观察:可见髋臼为一较深的窝,股骨头的大部分嵌在髋臼内(与肩关节比较)。髋臼周缘可见一圈颜色较深的纤维软骨环即髋臼唇。还可见到关节内有韧带,此韧带连接在股骨头和髋臼之间,称股骨头韧带。

2. 膝关节　由股骨的内、外侧髁,胫骨的内、外侧髁及髌骨构成。① 取未切开关节囊的标本观察:膝关节除有关节囊包围外,四周还有一些韧带加强,在关节前上方有粗大的肌腱连到髌骨上缘,即股四头肌肌腱。从髌骨下端向下行止于胫骨粗隆的一条坚强韧带称为髌韧带,因此,关节囊的前壁为股四头肌肌腱下面,髌骨及髌韧带。两侧有韧带加强。外侧为腓侧副韧带,内侧为胫侧副韧带。② 再取已切开关节囊的标本观察,在股、胫两骨之间有两个半月形的纤维软骨,分别称为内侧半月板和外侧半月板。在关节内的中央可见两条连接股骨和胫骨之间的短韧带,它们互相交叉称为前、后交叉韧带。

3. 距小腿关节 又称踝关节,取下肢骨标本观察,此关节系由胫骨和腓骨下端构成的上关节面和由距骨滑车面构成的下关节面(注意此关节面前宽后窄)而成,再取湿标本观察,可见关节囊较薄,特别是前后部松弛,而两侧则有韧带加强。

下肢除上述关节外,在跗骨之间有跗骨间关节,跗骨与跖骨之间有跗跖关节,跖骨与趾骨之间有跖趾关节,趾骨之间有趾骨间关节,此部分内容在骨标本上大致了解即可。

【临床案例】

患者,男性,18 岁,学生。因玩足球与另一个球员相撞而跌倒,倒地时支持体重的右膝关节半屈曲,大腿旋内,小腿外展,右膝关节即感疼痛剧烈,不能伸膝。经检查在关节的内侧端有严重触痛,随之膝关节前面出现严重肿胀。

问题思考
1. 该病例诊断为何种疾病?
2. 膝关节为什么会锁住? 膝关节前面为什么会如此广泛地肿胀?

解剖学解析
该病例涉及以下解剖学知识点:膝关节的组成及结构特点。诊断:半月板撕裂。

当这个学生跌倒时,膝关节内侧半月板向外侧牵拉,膝关节突然活动,使相对不易活动的内侧半月板挤压在股骨和胫骨内侧髁之间,发生半月板撕裂。半月板撕裂后可发生卷曲而挤到关节面之间,限制膝关节进一步伸展,即"膝关节交锁"现象。被撕裂的内侧半月板上可有压痛。外伤亦可引起滑液过度分泌而充满于关节腔和髌上囊内,因而膝关节前面广泛地肿胀。

【作业】

简答题
1. 为什么下山时易造成足内翻扭伤?
2. 肘关节的组成及结构特点是什么? 能做哪些运动? 肘关节为何易发生后脱位? 后脱位时,肘三角发生何种变化?

实验六　肌学总论　头颈肌

【实验目的】

1. 掌握内容　骨骼肌的形态与结构。肌的辅助装置。胸锁乳突肌的位置、起止和作用。咬肌、颞肌、眼轮匝肌、口轮匝肌的位置和作用及斜角肌间隙。

2. 重点内容　骨骼肌的形态和结构，胸锁乳突肌的位置、起止和作用。咬肌、颞肌、眼轮匝肌、口轮匝肌的位置和作用及斜角肌间隙。

3. 难点内容　胸锁乳突肌的位置、起止和作用，斜角肌间隙。

【实验准备】

1. 多媒体教学设备。

2. 医学虚拟仿真实验教学中心——数字人解剖系统。

3. 标本　全身肌肉标本，股或小腿断面标本，手指腱鞘标本，头面部肌和颈部肌浅、深层标本。

4. 模型　头颈肌模型。

5. 挂图　肌的形态图、肌的辅助结构图、头颈肌图。

6. 影像资料　肌学总论、头颈肌。

【实验内容】

一、骨骼肌的构造和形态

1. 骨骼肌的构造　在模型上观察，肌是由中间的肌性部分和两端的腱性部分构成。

2. 肌的形态　在模型上观察，按其外形可分长肌、短肌、扁肌和轮匝肌四种，观察其区别。

二、骨骼肌的起止点、配布和作用

在全身骨骼肌模型观察。

三、肌肉的辅助装置

在大腿中部水平切面标本和手指腱鞘标本观察肌的周围有辅助装置，包括筋膜、滑膜和腱鞘。

四、头颈肌

(一) 头肌

以模型为主,配合标本观察。

1. 面肌(表情肌) 此组肌较细薄弱,大多数一端起于骨,另一端则附于皮肤深面,故观察时只需了解其部位即可。观察:① 眼轮匝肌,② 口轮匝肌,③ 颊肌,④ 枕额肌。

2. 咀嚼肌 有 4 块,观察下列两块:① 咬肌:紧咬牙时,在颧弓下方可清晰地看到其轮廓;② 颞肌。

(二) 颈肌

1. 颈浅肌群 胸锁乳突肌(主要观察),是极其重要的肌性标志,斜列于颈部两侧。在活体如将面转向左侧,则右侧之肌在体表隆起很明显,特别是其起点两头看得很清楚。

2. 颈中肌群 包括舌骨上肌群和舌骨下肌群。现只示教舌骨下肌群(在颈肌模型上配合标本观察),只要求了解其名称和位置。

3. 颈深肌群(示教) 此肌群位置较深,位于颈椎两侧,包括前、中、后斜角肌。

【临床案例】

患者,男性,5 岁。因头斜向一侧而求医。经检查发现脊柱颈段处于微屈位。右侧胸锁乳突肌前缘较左侧突起,触之硬如索条状,右耳较正常时更接近右肩,头倾向右侧,颜面斜向左上方,诊断为先天性斜颈。

问题思考:

1. 该病由哪一块肌肉的病变引起?

2. 试用解剖学知识解析为什么会出现上述症状。

解剖学解析:

该病例涉及以下解剖学知识点:胸锁乳突肌的位置、起止和作用。

先天性斜颈系分娩时胸锁乳突肌受伤、出血、血凝块纤维性浸润使肌肉挛缩所致,但只有当小儿的颈部增长时才被注意到。患儿的右胸锁乳突肌有挛缩病变,故触之如硬索状。右胸锁乳突肌收缩时,使头向右侧侧屈,面向左上方仰,即将右耳牵向右肩部。

【作业】

一、名词解释

1. 斜角肌间隙 2. 表情肌

二、简答题

1. 试述腱鞘的位置、构造和临床意义。

2. 简述头颈肌的组成。

实验七　躯　干　肌

【实验目的】

1. 掌握内容　胸大肌、前锯肌的位置和作用,膈的位置,孔裂和作用。斜方肌、背阔肌的位置和作用,腹肌前外侧群的名称和层次,竖脊肌的位置和作用。
2. 重点内容　胸大肌、前锯肌、斜方肌、背阔肌的位置和作用,膈的位置,孔裂和作用。
3. 难点内容　腹直肌鞘的位置及组成,腹股沟管的位置、组成及其通过的内容物。

【实验准备】

1. 多媒体教学设备。
2. 医学虚拟仿真实验教学中心——数字人解剖系统。
3. 标本　全身肌肉标本、去胸腹腔脏器保留膈肌结构的标本。
4. 模型　全身肌肉模型。
5. 挂图　背肌挂图、胸肌挂图、膈肌挂图、腹肌挂图。
6. 影像资料　躯干肌。

【实验内容】

一、背肌

1. 斜方肌　取背肌标本观察,该肌位于项部和背上部,为三角形的阔肌。
2. 背阔肌　将臂极度外展后观察,该肌位于背下部和胸外侧壁,呈三角形为全身最大的阔肌。
3. 竖脊肌　又称骶棘肌,为纵列脊柱后方及两侧的强大肌。

二、胸肌

1. 胸大肌　位置表浅,覆盖胸廓前壁的大部,呈扇形,宽而厚。
2. 胸小肌　位于胸大肌深面,呈三角形。
3. 前锯肌　位于胸廓侧壁,以肌齿起于肋表面。

4. 肋间外肌 在肋间隙的浅层,肋骨之间找到此肌。在肋软骨的间隙内,无肋间外肌,由结缔组织形成的肋间外膜所取代。

5. 肋间内肌 在肋间外肌深面,翻起肋间外肌便可见到。

三、膈

在膈专用标本上观察,可见膈封闭胸廓下口,介于胸、腹腔之间,为圆顶形宽薄的阔肌,其周围为肌性部,起自胸廓下口内面及腰椎前面,各部肌束向中央集中移行于腱性部,称中心腱。膈上可见 3 个裂孔:主动脉裂孔、食管裂孔和腔静脉孔。

四、腹肌

在腹肌分层标本上观察。

1. 腹直肌 位于腹前正中线两侧,包被在腹直肌鞘内,将肌鞘翻开,可见该肌上宽下窄,在肌的表面可见 3～4 条横行的腱结构,称为腱划。

2. 腹外斜肌 为腹前外侧壁浅层的一块阔肌,肌纤维斜向前内下方。腱膜向内侧参与腹直肌鞘的构成,腱膜的下缘增厚,连于髂前上棘与耻骨结节之间,形成腹股沟韧带。在耻骨结节外上方,腱膜形成一小裂隙,称为腹股沟管浅环(皮下环)。

3. 腹内斜肌 在腹外斜肌的深面,将腹外斜肌翻起便可看到。腱膜在腹直肌外侧缘分为前、后两层并包裹腹直肌,参与腹直肌鞘前、后壁的构成,肌纤维下部游离呈弓状,其腱膜下部游离缘的内侧端与腹横肌腱膜形成联合腱,又称为腹股沟镰。

4. 腹横肌 最深的一层肌,将腹内斜肌翻开,便可见到其肌束横行向前内。在腹直肌外侧缘移行为腹横肌腱膜,参与构成腹直肌鞘后壁。

5. 腰大肌 腰大肌将在下肢肌中观察。

6. 腹直肌鞘 包裹腹直肌。前层由腹外斜肌腱膜与腹内斜肌腱膜的前层融合而成。后层由腹内斜肌腱膜的后层与腹横肌腱膜融合而成。

【临床案例】

患者,男性,78 岁,有慢性支气管炎病史 18 年。本次因左侧腹股沟区可复性肿块 2 年入院。起初在长期站立、行走或咳嗽时,肿块向外突出,以后肿块逐渐增大并延伸进入阴囊,有下坠感。查体:站立时,左侧腹股沟区及阴囊可扪及肿块,无触痛,仰卧时,用手按压肿块即可回纳,在腹股沟韧带中点上方一横指处扪压深环,并令患者咳嗽,肿块不再突出。

问题思考

1. 临床诊断为何种疾病?

2. 这个可复性肿块是什么?经怎样途径突入阴囊内?与患者年龄、慢性支气管病史有无关联?

解剖学分析

该病例涉及以下解剖学知识点:腹股沟管的位置、组成及其通过的内容物;睾丸下降过程。诊断:左侧腹股沟斜疝(可复性)。

这个可复性肿块是腹腔内的肠管及其系膜、大网膜等结构,经腹股沟管深环随精索突入腹股沟管,再经腹股沟管浅环进入阴囊内。腹股沟区结构较为薄弱:① 腹外斜肌在此处移行为较薄的腱膜。② 腹内斜肌和腹横肌的下缘与腹股沟韧带内侧之间缺乏肌肉。③ 此处有腹股沟管存在,是腹腔通向阴囊的潜在性裂隙。由于以上解剖特点,故腹壁疝多发生于腹股沟区。患者年老体弱,腹壁肌肉、腱膜、筋膜均萎缩退化,致使腹壁强度降低;而长期慢性咳嗽可使腹内压增高,两者都是疝发病的诱因。

【作业】

一、名词解释

1. 腱划　2. 腹股沟韧带　3. 腹股沟镰

二、简答题

1. 参与呼吸运动的肌肉有哪些?
2. 膈肌有哪几个裂孔? 各有什么结构通过? 膈肌的主要作用。

实验八　四　肢　肌

【实验目的】

1. 掌握内容　三角肌、肱二头肌、肱三头肌的位置和作用；臀大肌、股四头肌、小腿三头肌的位置和作用。
2. 重点内容　三角肌、肱二头肌、肱三头肌的位置和作用；臀大肌、股四头肌、小腿三头肌的位置和作用。
3. 难点内容　肱二头肌、肱三头肌、股四头肌、小腿三头肌各个头的位置。

【实验准备】

1. 多媒体教学设备。
2. 医学虚拟仿真实验教学中心——数字人解剖系统。
3. 标本　上肢肌浅、深层标本，前臂的旋前肌和旋后肌标本。手部肌浅、深层标本，骨间肌及蚓状肌标本。下肢肌浅、深层标本。连有小腿长肌腱的足部关节标本。
4. 模型　上肢肌模型、下肢肌模型。
5. 挂图　上肢肌图、下肢肌图。
6. 影像资料　四肢肌。

【实验内容】

一、上肢肌

（一）肩肌

1. 三角肌　取上肢肌标本，在肩部外侧面观察，它覆盖在肩关节的前、外、后侧三面，呈三角形。
2. 肩胛下肌　位于肩胛骨的前面，冈上肌位于冈上窝内，在肩胛冈以下可分别见到冈下肌、大圆肌和小圆肌。

（二）臂肌

臂肌可分前群（屈肌群）和后群（伸肌群）。

1. 肱二头肌　在最浅层，呈棱形，此肌在近侧端分为2个头，靠内侧的一头为短头，在外侧的一头为长头。

2. 肱三头肌　位于臂的后面,有3个头,即长头、内侧头和外侧头。3个头合为一块肌腹,以扁腱通过肘关节后面止于尺骨鹰嘴。

(三) 前臂肌

1. 前群　位于尺骨和桡骨以及前臂骨间膜的前面,其主要作用是屈腕、屈指和使前臂旋前,故称屈肌群,分为浅、深两层。

2. 后群　位于尺骨和桡骨以及前臂骨间膜的后面,其主要作用是伸腕、伸指和使前臂旋后,故称伸肌群,也分浅、深两层。

(四) 手肌

手部掌肌可分为内侧群(小鱼际)、中间群(蚓状肌、骨间肌)及外侧群(鱼际)共三群肌,主要作用为运动手指。

二、下肢肌

(一) 髋肌

1. 髂腰肌　由腰大肌和髂肌组成。

2. 臀大肌　臀部浅层的一块大而厚的肌,斜方形,覆盖在臀部的浅面,纤维自内上斜向外下方。

3. 臀中肌和臀小肌　翻开臀大肌,可见其深面有一束纤维略呈扇形的肌即臀中肌,但臀中肌仅有部分被臀大肌所覆盖,其前上部分裸露于皮下组织的深方。翻开臀中肌,可见其深面另有一呈扇形的肌,即为臀小肌。

4. 梨状肌　位于臀中肌的下方,由盆腔内观察,可见它起于骶骨前面的外侧部,向外穿过坐骨大孔而止于股骨大转子。

(二) 大腿肌

1. 缝匠肌　在大腿肌标本的前面与内侧面可见到一条扁平而长的肌,即缝匠肌,可见其跨越髋关节和膝关节。

2. 股四头肌　为股部前面最强大的肌,包括股直肌、股内侧肌、股外侧肌、股中间肌四个头。

3. 大腿内侧群　大多位于股骨的内侧,共5块肌,在浅层有3块肌,由内侧向外侧,依次为股薄肌、长收肌、耻骨肌;深层有短收肌与大收肌。

4. 大腿后群　包括股二头肌、半腱肌和半膜肌。3块肌有一个共同起点,即坐骨结节。股二头肌在外侧,半膜肌和半腱肌在内侧。

(三) 小腿肌

1. 前群　主要位于小腿骨的前面,从湿标本观察可见胫骨前缘外侧有3块肌,其肌腱在踝关节前方较容易辨认,自内侧向外侧分别为胫骨前肌、𧿹长伸肌、趾长伸肌肌腱。

2. 外侧群　位于腓骨的外侧面,可见有两块肌附于腓骨,从外侧向内侧,即腓骨长肌与腓骨短肌。

3. 后群　主要位于小腿骨的后面,并依据后群肌与小腿骨的位置关系将其分为深、浅两层。浅层有腓肠肌及其深面的比目鱼肌,因其肌腹融合在一起总称为小腿三头肌。深层包括趾长屈肌、𧿹长屈肌和胫骨后肌。翻开比目鱼肌,观察深层肌,可见到3块肌,最内侧为趾长屈肌,最外侧为踇长屈肌,将此两肌向两侧拉开,其中间深面可见到胫骨后肌。

【临床案例】

患者,女性,36 岁。因患呼吸道感染伴高烧、咳嗽,医生曾给予青霉素肌肉注射,最后一次于右臀部注射后,即觉右小腿向下直至脚趾麻木、刺痛和烧灼感。第二天,患者出现足下垂而入院。经检查呼吸道感染基本已痊愈,右小腿外侧和右足背感觉消失,踝关节不能背屈,足不能外翻,行走时见患者拖着右足的前部和外侧缘。观察右臀部见大致沿坐骨神经有若干注射痕迹。诊断为肌肉注射后的神经并发症。

问题思考

臀部肌肉注射为什么会伤及神经? 应如何避免?

解剖学解析

该病例涉及以下解剖学知识点:臀大肌的位置、坐骨神经的走行。

在梨状肌下缘,从外侧到内侧有坐骨神经,股后皮神经,臀下神经,臀下动、静脉,阴部内动、静脉及阴部神经出入,坐骨神经位于臀大肌深面,从梨状肌下缘出骨盆,经过大转子和坐骨结节之间的中点,分为胫神经和腓总神经。医务人员在作臀部注射时由于注射位置选择不当,造成坐骨神经损伤,因腓总神经较胫神经粗,位置更靠外侧更易受累。本例患者所表现的足下垂、足外翻及小腿外侧和足背感觉丧失均是腓总神经受伤所致。故臀部的肌肉注射,应该选择在外上象限进针,尤其是小儿选择在臀中、小肌区为好,定位的方法有两种:一种是从臀裂顶点向外侧作一水平线,再从髂嵴最高点向下作垂线,将臀部分为内上、内下、外上及外下四区,外上 1/4 区即为注射区;另一种是从尾骨尖至髂前上棘作一连线,该线的外侧 1/3 即为注射区。

【作业】

简答题

1. 简述右前臂旋前动作所涉及的关节构成及肌肉。
2. 参与足内翻、足外翻的肌肉有哪些?

实验九 消 化 管

【实验目的】

1. 掌握内容 消化系统的组成和功能,上、下消化道的划分。口腔的分部及界限,舌的形态和黏膜,牙的形态和构造,口腔腺的位置、形态和腺管开口。咽的形态、位置和分部,腭扁桃体的位置。食管的形态、位置、分部、三个狭窄部位及临床意义。胃的形态、结构、位置和分部。十二指肠的位置、形态和分部,空肠、回肠的位置和形态特点。大肠的分部、各部的位置和分界,盲肠、结肠的共同形态特征,阑尾的位置及其根部的体表投影,直肠、肛管的位置和形态结构。

2. 重点内容 消化系统各器官位置、形态及结构特点。

3. 难点内容 咽的分部、各部形态结构。直肠、肛管的形态结构和位置。

【实验准备】

1. 多媒体教学设备。

2. 医学虚拟仿真实验教学中心——数字人解剖系统。

3. 标本 消化系统全套标本,头颈正中矢状切面(示鼻、咽、喉)标本,离体胃剖面标本,离体剖开的空、回肠标本,三大唾液腺及导管标本,离体剖开十二指肠、直肠及肛管标本。

4. 模型 消化管完整模型及器官分离模型,牙齿模型。

5. 挂图 消化系统概况图,口腔概况图,牙的形态图,胃的形态图,十二指肠形态图,空、回肠剖面形态图,肛管形态图。

6. 影像资料 消化管。

【实验内容】

一、口腔

1. 观察口腔各壁 矢状切面标本对照活体观察。侧壁为颊,上壁为腭,下壁为口底。前通口裂,后经咽峡接咽。观察人中和鼻唇沟。上壁前 2/3 为硬腭,后 1/3 为软腭,软腭斜向后外下形成腭帆,腭帆中央向下的突起为腭垂。腭帆向两侧延伸分为两条弓形皱襞,前面为腭咽弓,后方为腭舌弓。两者之间的隐窝为扁桃体窝,腭扁桃体居于此窝内。

2. 口底和舌　标本结合活体观察。舌体上面,舌体遍布小的白色丝状乳头,其间散在圆形菌状乳头,叶状乳头在舌侧缘后部,舌中后 1/3 交界处可见"Λ"形的界沟,沟的尖端有舌盲孔,界沟前排列有 7～11 个较大的轮廓乳头。舌根部黏膜有许多大小不等的泡状突起,为舌扁桃体。

在头部正中矢状面、舌的冠状面上观察舌肌:颏舌肌起自于下颌骨颏棘,止于舌体和舌根的中线上,收缩时伸舌。

3. 牙　在模型和活体上观察。暴露在口腔内的为牙冠,嵌入牙槽内的为牙根,中间缩窄的部分为牙颈,中间的空腔为牙髓腔。牙髓腔通过牙根末端的牙根尖孔和牙槽相通。覆盖在牙颈和牙槽表面的口腔黏膜为牙龈。

其中乳牙 20 个,恒牙 32 个。其有切牙、尖牙和磨牙三种形态,居中的中切牙和侧切牙牙冠扁平,外侧的尖牙牙冠呈锥形,再外侧为磨牙,牙冠为圆形。

4. 大唾液腺　在标本和模型上观察。

(1) 腮腺:位于外耳道前下方和下颌后窝,前邻咬肌,表面略呈三角形,腺管从腮腺前缘上端发出到咬肌前缘穿颊开口于平对上颌第二磨牙牙冠的颊黏膜上。可在活体颊黏膜上观察到颊黏膜乳头。

(2) 下颌下腺:位于下颌骨体内侧下颌下三角内,腺管开口于舌下阜。

(3) 舌下腺:位于口腔底舌下襞黏膜深面,腺管开口于舌下阜和舌下襞。

二、咽

1. 咽的分部及重要结构　在头颈部正中矢状切面上观察。咽为一上宽下窄、前后扁平的肌性管道。自颅底至第 6 颈椎下缘,借软腭和会厌上缘分为鼻部、口部和喉部。前壁均不完整,鼻咽侧壁上的前上后方的圆拱形隆起叫咽鼓管圆枕,其下方的开口叫咽鼓管咽口,圆枕后方的隐窝称咽隐窝。喉咽部喉口两侧各有一深陷的梨状隐窝。

2. 咽肌　在模型上观察。咽缩肌自下而上呈叠瓦状排列。咽提肌起自于茎突、咽鼓管和腭等处,止于咽喉侧壁。

三、食管

在标本上观察食管各部。食管在第 6 颈椎下缘处与喉咽相接,起始处为第一处狭窄,颈段行于气管和第 7 颈椎之间。胸段在第 7 颈椎和膈肌之间,上部位于气管和脊柱之间,而后从主动脉弓和左支气管后方通过,再在左心房后向左下斜跨胸主动脉,食管交叉于左支气管的部位为第二处狭窄,在第 10 胸椎水平穿膈肌为第三处狭窄。腹段很短,续于胃贲门。

四、胃

1. 胃的位置、形态及分部　在标本上结合离体胃观察。胃大部分位于左季肋区,胃小部分位于腹上区,仅胃的前壁小部分与腹前壁相邻,胃小弯邻肝左叶,胃大弯邻膈和脾脏,胃后壁邻胰腺。胃小弯凹向右上方,胃大弯凸向左下方。入口处为贲门,出口处为幽门,可捏到较厚的环状肌性增厚的区域,深部为幽门括约肌。近贲门处为胃的贲门部,自贲门水平向上突出的部分为胃底部,中间大部分为胃体部,近幽门部为幽门部,角切迹为胃小弯最低点的急弯处,是胃体和幽门的分界标志。

2. 胃壁的结构 在剖开的胃标本上观察。胃黏膜皱襞多沿胃长轴方向纵行分部,有4～5条。胃壁肌层肌纤维分为内斜、中环、外纵三层。

五、小肠

1. 十二指肠 上接幽门,下接空肠,位于肝的下方,呈 C 形环抱胰头。可分为上部、降部、水平部和升部。上部与降部之间为十二指肠上曲;降部与水平部之间为十二指肠下曲;升部与空肠交界处为十二指肠空肠曲,借十二指肠悬肌固定于右膈脚,是手术确认空肠起始部的标志。十二指肠降部后内壁内面有十二指肠大乳头,是胆管和胰管的开口处。

2. 空肠与回肠 在整尸标本上观察。空肠主要位于左上腹,起于十二指肠空肠区;回肠主要位于右下腹,止于回盲部。轻提肠管,探查从左上腹行向右髂窝肠系膜根部,观察时注意不要扭转肠系膜。

六、大肠

1. 盲肠和阑尾 位于右髂窝内,呈盲囊状。盲肠内下方伸出的小突起为阑尾,长短和阑尾末端的位置因人而异。在离散标本上观察回盲口,有下方位的半月形黏膜皱襞为回盲瓣。在活体上确认麦克伯尼点并在大体标本上确认。

2. 结肠 在标本上辨认结肠带、结肠袋和肠脂垂,与回肠进行比较。追踪结肠带的方向,三条结肠带的汇合点即阑尾的根部。结肠分为升结肠、横结肠、降结肠和乙状结肠四部分,升结肠在腹右侧上行,横结肠在肝下方向左侧横行,降结肠从脾脏下方在腹左侧下行至左髂窝续于乙状结肠,乙状结肠弯曲向内后方于第 3 骶椎前移行为直肠。横结肠和乙状结肠系膜较长,活动度大。

3. 直肠 在盆腔正中矢状切面标本上观察直肠的位置、骶曲和会阴曲。直肠下方的膨大称直肠壶腹。在剖开的标本上观察直肠内面的三个横瓣,最大的距肛门约 7 cm。

4. 肛管 在剖开的标本上观察内面纵行的黏膜皱襞为肛柱,相邻肛柱下端的横瓣为肛瓣,肛柱和肛瓣之间的囊袋为肛窦。肛柱下端和肛瓣连接成锯齿状的齿状线,白线位于齿状线下方 1 cm 处,两线之间的区域为肛梳。

【临床案例】

患者,女性,35 岁,近 3 年来常有上腹部烧灼样痛,进食后加重,偶有夜间痛,有反酸、嗳气,每年秋冬季节发作,未系统诊治。5 天前间断排黑便,每次量不多,未在意。2 天前无明显诱因出现腹痛加重,恶心、呕吐、呕吐物为咖啡渣样物,混有胃内容物,量约 200 mL,无头晕和心悸。现再次出现腹痛,呕咖啡渣样物,量约 500 mL,头晕、乏力、心悸。为了明确诊断而入院。

问题思考

1. 该患者可能是消化系统哪一部分的何种病变?

2. 为了明确诊断,需要做哪些形态学相关检查?

解剖学解析：

该病例涉及以下解剖学知识点：上消化管的概念、消化管的组成、消化管各器官的位置。

根据已有的消化系统的解剖学知识判断，可能是胃溃疡并发出血。为了明确诊断，可做 X 线钡餐检查，如果出现直接征象如"龛影"征或龛影周围辐射状黏膜皱襞，间接征象如胃大弯侧痉挛切迹（手指征）就可提示和诊断为胃溃疡。

【作业】

一、名词解释
1. 上消化管　2. 梨状隐窝　3. 回盲瓣　4. 麦克伯尼点

二、简答题
1. 简述食管的狭窄位置及临床意义。
2. 简述十二指肠的位置、分段和结构。

实验十　消 化 腺

【实验目的】

1. 掌握内容　掌握肝的形态、位置,胆囊的位置、形态结构和体表投影,肝外胆道的构成。胰腺的位置、形态,胰管的走向及开口位置。
2. 重点内容　掌握肝的形态、位置,胆囊的位置、形态结构和体表投影,肝外胆道的构成。
3. 难点内容　肝外胆道的组成、胆总管跟胰管的汇合及开口位置。

【实验准备】

1. 多媒体教学设备。
2. 医学虚拟仿真实验教学中心——数字人解剖系统。
3. 标本　人体完整标本(暴露胸腹腔),三大唾液腺及导管标本,肝的立体标本,十二指肠、胰腺离体瓶装标本。
4. 模型　消化系统完整模型及肝胆模型。
5. 挂图　消化系统概况图,肝膈面和脏面解剖图,肝内管道模式图,胰腺解剖图。
6. 影像资料　消化腺。

【实验内容】

一、唾液腺

在标本和模型上观察。

1. 腮腺　位于外耳道前下方和下颌后窝,前邻咬肌,表面略呈三角形,腺管从腮腺前缘上端发出到咬肌前缘穿颊开口于平对上颌第二磨牙牙冠的颊黏膜上。可在活体颊黏膜上观察到颊黏膜乳头。
2. 下颌下腺　位于下颌骨体内侧下颌下三角内,腺管开口于舌下阜。
3. 舌下腺　位于口腔底舌下襞黏膜深面,腺管开口于舌下阜和舌下襞。

二、肝脏和胆囊

（一）肝脏的位置和形态

1. 在人体整体标本上观察　肝大部分位于右季肋区和腹上区，小部分位于左季肋区。右方和上方邻膈肌，下方邻横结肠，左方邻胃。

2. 在离体标本配合模型观察肝的外形和分叶　肝呈楔形，有上、下两面和前、后四缘。肝上面隆凸又称膈面，被镰状韧带分为左、右两叶。肝下面又称脏面，有 H 形沟，左纵沟前部有肝圆韧带，后部有静脉韧带；右纵沟前部为胆囊窝，后部为腔静脉沟，沟内肝静脉注入下腔静脉的部位称第二肝门。横沟称肝门，有肝固有动脉、肝管和门静脉进出肝。横沟前方的部分称方叶，后方的部分称尾状叶。肝前缘锐利，有肝圆韧带切迹（左）和胆囊切迹（右），后缘钝圆。

（二）胆囊及肝外胆道

位于肝的胆囊窝内，呈梨形，可分为胆囊底、胆囊体、胆囊颈和胆囊管四部。胆囊底暴露于肝前缘的胆囊切迹处，与腹壁直接相邻，在右锁骨中线与右肋弓（右腹直肌外缘与右肋弓）交点处可触及。在人体标本上验证胆囊底体表投影的位置。胆囊管向下行至小网膜右缘内，与肝总管汇合成胆总管。沿胆总管向肝门方向追索，可见肝总管分左、右肝管入肝，向下可见胆总管经十二指肠降部与胰头之间，在十二指肠降部中份斜穿肠壁开口于十二指肠大乳头。

三、胰腺

在人体整体标本上观察胰腺的形态和位置。配合离体的十二指肠和胰腺标本，观察十二指肠和胰腺的关系。

胰腺位于腹上部，胃后方，第 1、2 腰椎前方，可分为胰头、胰颈、胰体和胰尾四部。胰头位于第 2 腰椎右侧，被十二指肠"C"形包绕，其后方与十二指肠降部之间有胆总管下行，胰体横过下腔静脉、腹主动脉、左肾上腺和左肾前方，胰尾抵达脾门。胰腺内可见一条与胰腺长轴平行的白色细管为胰腺导管，此导管从左向右，沿途收集小叶间导管，在胰头与十二指肠降部之间与胆总管汇合成膨大的肝胰壶腹，共同开口于十二指肠大乳头，有时可在胰管上方见到副胰管，开口于十二指肠小乳头。

【临床案例】

患者，老年男性，因上腹胀痛，伴食欲差、消瘦、黄疸 2 个月，查体见巩膜皮肤深黄染，肝肋下 2 cm，质地中等，B 超及 CT 示肝内胆管扩张，胆囊增大，胰头增大，胰管扩张。

问题思考

1. 此患者可能患有何种疾病？

2. 试解释出现上述症状的原因。

解剖学解析

该病例涉及以下解剖学知识点：肝外胆道的组成、胆总管跟胰管的汇合及开口位置，胆汁的排出途径。诊断：胆道结石并发胆道梗阻。

不管是肝内胆管、胆囊还是肝外胆管的结石都可能顺着胆汁的排出途径到达胆总管甚至肝胰壶腹,结石嵌顿到肝胰壶腹可影响胆汁的排出导致胆管、胆囊的扩张,肝脏的肿大和皮肤巩膜黄染,影响胰液的排出导致胰管的扩张。

【作业】

一、名词解释
1. 肝门　2. 肝圆韧带　3. 肝外胆道　4. 肝胰壶腹

二、简答题
1. 简述肝脏的形态和主要结构。
2. 简述胆汁的产生部位及引流路径。

实验十一　呼吸系统

【实验目的】

1. 掌握内容　掌握呼吸系统的组成,上、下呼吸道的划分。鼻旁窦的位置和开口。喉的位置、喉软骨的形态和名称。气管的位置,左、右支气管在形态上的区别。肺的形态、位置和分叶。纵隔的概念和分区。胸膜的分区和胸膜腔的概念。肋膈隐窝的位置。

2. 重点内容　呼吸系统各器官的位置、形态和结构特点。

3. 难点内容　喉的位置和结构。

【实验准备】

1. 多媒体教学设备。

2. 医学虚拟仿真实验教学中心——数字人解剖系统。

3. 标本　完整呼吸系统标本,头颈正中矢状切面(示鼻、咽、喉)标本,离体喉、喉软骨、气管、肺瓶装标本,切开的喉、喉肌标本,纵隔和胸膜标本。

4. 模型　呼吸系统整套模型,头、面矢状切面模型(示鼻旁窦),咽、喉、肺及透明肺(示支气管树)和气管、支气管模型,纵隔模型。

5. 挂图　呼吸系统概述图,头颈正中矢状切面图,鼻旁窦图。

6. 影像资料　呼吸系统。

【实验内容】

一、鼻

1. 外鼻　在活体上观察外鼻形态和结构。鼻以鼻骨和鼻软骨为支架,鼻尖两侧扩大的部分为鼻翼,鼻翼两侧至口角外侧的浅沟称鼻唇沟。

2. 鼻腔　在头部正中矢状切面标本上观察,鼻腔由鼻中隔分为左、右两腔。以鼻阈为界把鼻腔分为前部的鼻前庭和后部的固有鼻腔。鼻前庭表面覆盖皮肤,上有鼻毛。固有鼻腔均覆盖黏膜,活体鼻黏膜的嗅区比其他部位略浅,在标本上辨别不出。鼻腔上壁与颅前窝相邻,下壁与口腔上壁相邻,内侧壁为鼻中隔,外侧壁由上而下有三片骨质突起凸向鼻腔,为上、中、下鼻甲,每个鼻甲下方的间隙为鼻道,依次为上、中、下鼻道。上鼻甲后方的陷凹称蝶筛隐窝,鼻腔周围有四组鼻旁窦,蝶窦开口于蝶筛隐窝,后组筛窦开口于上鼻道,额窦、上颌窦和前组筛窦均开口于中鼻道。此外下鼻道前方距鼻阈约 1 cm 处有鼻泪管的开口。

二、喉

1. 喉软骨　在模型和标本上观察。甲状软骨为喉软骨中最大的一块,由两块对称四边形软骨板构成。两板前缘于正中线上约以直角相连形成向前凸的前角,前角上端向前突出叫喉结,可于体表扪到,男性更为突出。两板后缘游离,向上和向下各形成上、下角两个突起。下角与环状软骨形成环甲关节。环状软骨位于甲状软骨下方,形如戒指,后部为宽大的环状软骨板,前部缩窄为环状软骨弓,是呼吸道唯一完整的软骨环。杓状软骨呈三棱椎体形,对称位于环状软骨板上缘两侧,尖朝向上方,底与环状软骨形成环杓关节,底有向前、向外两个突起,外侧突为肌突,连喉肌,前突为声带突,连接声韧带。会厌软骨形如树叶,下部细长,上部宽阔,下端和甲状软骨前角内面相接,前面稍突,后面凹陷。

2. 喉的连结　在喉的标本和模型上观察。弹性圆锥又称环甲膜,为弹性纤维组成的膜状结构,附着于甲状软骨前角后面和环状软骨上缘及杓状软骨声带突之间。此膜上缘游离,位于甲状软骨前角后面和杓状软骨声带突之间的部分为声韧带。方形膜呈斜方形,由会厌软骨两侧缘和甲状软骨前角后面向后下延伸附着于杓状软骨前内侧缘,此膜下缘游离称前庭韧带。甲状舌骨膜,连于甲状软骨上缘与舌骨之间的纤维结缔组织膜。

3. 喉腔　在喉矢状切面标本和模型观察。喉的上口称喉口,为由会厌上缘、两侧的杓状会厌襞及杓间切迹所围成的椭圆开口。由喉口到环状软骨下缘之间的腔隙成为喉腔,内面被覆黏膜。在喉腔中段的两侧壁上,有两对矢状位走向且平行的黏膜皱襞突向喉腔内,上方的为前庭襞,两者之间的裂隙为前庭裂,下一对为声襞,两者之间的裂隙为声门裂,这两对皱襞将喉腔分为三部分,自上而下为喉前庭、喉中间腔和声门下腔。喉中间腔向两侧突入前庭襞与声襞之间的隐窝叫喉室。

三、气管、支气管和肺

在整体标本上观察。气管由 14～18 个气管软骨相连构成,可分为颈段和胸段,经胸廓上口入胸腔,至第 4、5 胸椎之间(胸骨角平面)高度分为左、右主支气管,气管杈内面矢状位半月形隆嵴称气管隆嵴,稍偏左侧,左主支气管长、细、斜;右主支气管短、粗,直。故气管异物易坠入右主支气管。

肺位于胸腔内,居纵隔两侧。肺略呈半圆锥形,有一尖、一底、两面(肋面和纵隔面)、三缘(前缘、后缘和下缘)。肺底又称膈面。内侧面(纵隔面)中部有肺门。进出肺的结构,组成肺根,从前向后依次为肺静脉、肺动脉和支气管。自上而下左侧为肺动脉、支气管、肺静脉;右侧为支气管、肺动脉、肺静脉。左肺窄长,右肺宽短,右肺大于左肺;左肺借斜裂分为上、下两叶,右肺借斜裂和水平裂分为上、中、下三叶。左肺前缘有心切迹,内侧面肺门前下方有心压迹,左肺门上后方有主动脉压迹。右肺门后方有食管压迹。

四、胸膜和纵隔

被覆于肺表面的脏胸膜与贴在胸壁内面的壁胸膜在肺根处相互延续,在左、右肺周围各形成一个封闭的胸膜腔,腔内为负压,对完成呼吸起重要作用。壁胸膜可分为胸膜顶(颈胸膜)、肋胸膜、膈胸膜和纵隔胸膜四部分。胸膜腔在各部胸膜转折处扩大形成胸膜隐窝(胸膜窦)。如肋胸膜与膈胸膜转折处形成半环状肋膈隐窝,为胸膜腔最低处,液体多积于此。

纵隔是左右纵隔胸膜间全部器官、结构和结缔组织的总称,主要有心包、心脏、大血管、气管、支气管、食管等器官。

【临床案例】

患者,男性,45 岁,有吸烟史近 40 年,患慢性支气管炎近 20 年,经常咳嗽、咳痰。近几年常觉胸闷、呼吸困难入院。查体:桶状胸,胸廓呼吸运动减弱,叩诊过清音,心浊音界缩小,肝浊音界下降,听诊呼吸音减弱,呼气延长。

问题思考

1. 该患者可能患有何种疾病?
2. 联系所学的解剖学知识,试解释出现上述症状的原因。

解剖学解析

该病例涉及以下解剖学知识点:肺的位置和功能,肺和心脏、肝脏的位置关系。诊断:肺气肿。

肺位于胸腔内,纵隔两侧,左侧肺前缘下部凹陷为心切迹,与心脏隔心包相邻,右肺底与肝膈面隔膈肌相邻。肺的主要功能是换气,由于支气管和肺部的慢性炎症等因素导致气道弹性减退、过度膨胀、充气和肺容积增大同时伴气道壁被破坏的病理状态。肺残气量增大、有效通气量减少,出现呼吸功能衰退。使心浊音缩小或不易叩出,体征表现呼吸音减弱,桶状胸,胸廓呼吸音减弱,肝浊音界下降。

【作业】

一、名词解释

1. 鼻旁窦　2. 弹性圆锥　3. 声门裂　4. 肺门　5. 胸膜腔

二、简答题

1. 鼻旁窦有哪几组?简述它们的位置及开口部位。
2. 简述肺的位置和形态。

实验十二 泌尿系统

【实验目的】

1. 掌握内容　泌尿系统的组成。肾的位置、形态、体表投影和肾在冠状切面上的结构。输尿管的分部和狭窄部位。膀胱的位置、形态、分部。膀胱三角的位置和黏膜分布特点。女性尿道的位置、形态和开口部位。
2. 重点内容　泌尿系统各器官的位置、形态和结构特点。
3. 难点内容　肾的被膜。

【实验准备】

1. 多媒体教学设备。
2. 医学虚拟仿真实验教学中心——数字人解剖系统。
3. 标本　完整泌尿系统标本,肾脏分离标本,肾的冠状切面标本,膀胱剖开示膀胱三角的标本。男、女盆腔矢状切面标本。
4. 模型　泌尿系统模型,肾的冠状切面模型,示膀胱三角的模型,男、女盆腔正中矢状切面标本。
5. 挂图　泌尿系统概括图,肾的冠状切面图,肾脏体表投影图,男、女正中矢状切面图,膀胱(暴露膀胱三角)图。
6. 影像资料　泌尿系统。

【实验内容】

一、肾

1. 形态　在肾的离体标本上,结合肾标本模型和挂图进行观察。肾呈蚕豆形成对实质性器官,可分为上、下两端,内、外两侧缘和前、后面。肾内侧缘中部凹陷称肾门,肾门向内连接一个较大的腔称肾窦,窦壁由肾实质围成,窦内有肾血管分支及肾盏、肾盂等,进出肾门的结构组成肾蒂,从前向后依次为肾静脉、肾动脉、肾盂;从上向下为肾动脉、肾静脉、肾盂。右肾蒂较左肾蒂短。
2. 位置和毗邻　在人体整体标本上观察。肾位于脊柱两旁,左肾上端平第 12 胸椎上缘，下端平第 3 腰椎上缘；右肾上端平第 12 胸椎下缘，下端平第 3 腰椎下缘。第 12 肋横过左肾后面中部，右肾后面上部。肾门平第 1 腰椎。两肾上端与肾上腺相连，肾后面上方与肋膈隐窝相邻，后面下方与腰大肌、腰方肌和腹横肌相邻，左肾前面和胃、空肠、脾和结肠左曲相邻，右肾前面和十二指肠、肝右叶和结肠右曲相邻。

第 12 肋与竖脊肌外侧缘的夹角处称肾区（脊肋角），是肾的触诊部位。

3. 构造　在肾的冠状切面标本结合相应的模型和图上观察。在肾的冠状切面上，肾实质分为外周的肾皮质和深面的肾髓质两部分，活体上肾皮质较肾髓质颜色更为鲜红。髓质由 15～20 个肾锥体组成。锥体尖端朝向肾窦称肾乳头。锥体之间的皮质部分称肾柱。肾乳头周围由肾小盏包绕，2～3 个肾小盏汇合为一个肾大盏，2～3 个肾大盏汇合成肾盂，肾盂出肾门在第 2 腰椎体上缘移行为输尿管。

4. 被膜　在人体横切面（经过肾）上观察。肾有三层被膜，由外向内依次为肾筋膜、肾脂肪囊和纤维囊。在活体或新鲜标本纤维囊容易与肾实质剥离，但在标本上不易分离。脂肪囊在纤维囊外，同时包裹肾和肾上腺外。肾筋膜在脂肪囊外，肾筋膜前、后两层在外侧和上方融合，下方两层分开，有输尿管通过，肾筋膜前层在前方融合，后层与腰肌筋膜移行。肾的位置靠肾被膜、肾血管、肾周围器官、腹内压及腹膜等固定。

二、输尿管

在人体整体标本上观察。输尿管为一扁而细长的肌性管道，上接肾盂，下方终止于膀胱，前方覆盖腹膜。全长可分为腹段、盆段和壁内段。腹段输尿管起始处到小骨盆入口。盆段小骨盆入口到骶髂关节前方如膀胱底。壁内段斜穿膀胱壁的部分。

输尿管全长有 3 个狭窄分别位于肾盂与输尿管移行处，越小骨盆入口与髂血管交叉处，穿膀胱壁处。

三、膀胱

在人体整体标本上结合离体标本及相关挂图观察。

1. 膀胱的形态　膀胱空虚时呈三棱锥体形，可分为膀胱尖、膀胱体、膀胱底、膀胱颈。膀胱尖朝向前上方，膀胱底朝向后下方，尖和底之间的部分为膀胱体部。膀胱最下部有尿道内口，围绕尿道内口的部分为膀胱颈。

在膀胱底内面，两输尿管口与尿道内口三者连线之间称膀胱三角，由于该部缺乏黏膜下层，黏膜与肌层连结紧密，无论膀胱充盈或排空，均不出现黏膜皱襞。膀胱三角为肿瘤和结核好发部位。

2. 膀胱的位置　膀胱位于盆腔前部，前方为耻骨联合，后方有精囊腺、输精管壶腹和直肠（男），女性有子宫和阴道。腹膜覆盖在膀胱上方，向后延续在男性形成直肠膀胱陷凹，在女性形成膀胱子宫陷凹。在男性后方膀胱排空时不超过耻骨联合上缘，充满时可超过耻骨联合以上，这时其无腹膜的前壁可直接与腹前壁相接触，作膀胱穿刺时不经过腹膜腔。

四、尿道

女性尿道起自于尿道内口，穿尿生殖膈，经阴道前方行向前下方，开口于阴道前庭。

女性尿道较男性短、宽、直。男性尿道在男性生殖系统观察。

【临床案例】

患者,男性,40 岁,活动 4 h 后突然出现左侧腰腹部疼痛,疼痛为绞痛,阵发性加重,伴恶心、呕吐,呕吐物为胃内容物,向腹部、会阴放射,伴肉眼血尿,无血块,无发热,无尿频、尿急、尿痛。

问题思考

1. 根据症状判断该患者可能患有何种疾病?

2. 联系所学的解剖学知识,试分析出现上述症状的原因,需要进一步做什么形态学方面的检查来明确诊断?

解剖学解析

该病例涉及以下解剖学知识点:肾和输尿管的位置和功能,输尿管的狭窄部位和临床意义。诊断:输尿管结石。

输尿管按行程分可分为腹段、盆段和壁内段,在行程过程中输尿管又有三个狭窄部位,这些狭窄是泌尿系统结石最容易嵌顿的地方。左腰腹部的疼痛提示可能嵌顿处是在输尿管的第一处狭窄——肾和输尿管的移行处,因为牵涉痛的原因导致疼痛会向腹部、会阴处放射。为了明确诊断可做 X 线片或 B 超检查。

【作业】

一、名词解释

1. 肾门   2. 肾窦   3. 肋脊角   4. 膀胱三角

二、简答题

1. 简述肾的位置和形态。

2. 简述输尿管的行程、分段及狭窄。

实验十三　男性生殖系统

【实验目的】

1. 掌握内容　睾丸的位置、形态。输精管道的名称与通连,输精管的分段和行程,精索的组成和位置。阴茎的形态结构。男性尿道的特点。
2. 重点内容　输精管的分段和行程,精索的组成和位置。男性尿道的特点。
3. 难点内容　输精管的分段和行程。

【实验准备】

1. 多媒体教学设备。
2. 医学虚拟仿真实验教学中心——数字人解剖系统。
3. 标本　男性盆腔正中矢状切面标本,离体睾丸及切面标本。
4. 模型　男性泌尿生殖器,男性会阴模型。
5. 挂图　男性生殖系统挂图,男性泌尿系统挂图。
6. 影像资料　男性生殖系统解剖。

【实验内容】

一、观察睾丸的位置和形态

在分离的睾丸标本上观察,见其表面光滑,分内、外两面,上、下两端,前、后两缘,其后上方紧贴的是一长索状结构称附睾。继续观察睾丸切面的标本,睾丸表层是较厚的睾丸白膜,白膜在睾丸后缘增厚并进入睾丸内,形成睾丸纵隔,睾丸纵隔再向睾丸实质内呈放射状发出许多睾丸小隔从而将睾丸实质分成许多锥体状的睾丸小叶。睾丸小叶内是一些管径很细的弯曲的小管,称为精曲小管,男性生殖细胞即精子就是由精曲小管的上皮细胞产生的。精曲小管向后伸入睾丸纵隔内,精曲小管会变得更直,称为精直小管。精直小管相互吻合形成睾丸网,睾丸网继续向后上方走行发出许多睾丸输出小管进入附睾头。

二、观察附睾的位置和形态,寻认输精管的走行

在模型和标本上可见到睾丸的后上方有一长索状结构,称为附睾。位于上端较为膨

大的部分称为附睾头,中部扁圆称为附睾体,末端变细称为附睾尾。附睾的末端向上弯曲移行为呈长索状的输精管,触之有一定的坚实感。根据输精管的走行可将其分为四个部分:① 走行在睾丸后缘附睾内侧上行的这一段称为精索的睾丸部。② 输精管继续向上走行在精索内,这一部分称为输精管的精索部。③ 输精管继续向外上走行进入腹股沟管称为输精管的腹股沟管部。④ 输精管自腹环穿入盆腔,向下沿盆侧壁行至膀胱底的后面,在这里两侧输精管接近并扩大称为输精管壶腹,与两侧的精囊腺的排泄管汇合成射精管。

三、观察精囊腺,寻认射精管

观察标本,膀胱底的后面,输精管壶腹的外侧,有一表面凸凹不平的囊状结构,称为精囊。精囊的排泄管向下与同侧的输精管末端汇合成射精管。观察挂图及男性盆腔正中矢状切面标本,可见射精管斜穿前列腺实质,开口于尿道的前列腺部。

四、观察前列腺的位置和毗邻,尿道球腺的位置

在模型和标本上观察,可见前列腺位于膀胱颈和一层被称为尿生殖膈的肌性结构之间,前列腺的后方紧邻直肠。前列腺呈栗子样大小,质地坚硬,上端宽大称前列腺底,下端细小称前列腺尖,底和尖之间为前列腺体。在前列腺体的后面有一被称为前列腺沟的浅沟。在肛门指检的过程中可以触及这条浅沟。

在模型上观察,尿道球腺呈豌豆样大小,左右各一,位于尿生殖膈内,其排泄管细长,开口于尿道球部。

五、观察男性外生殖器

阴茎的前端为阴茎头也被称为龟头,有一呈矢状位的尿道外口位于前方。阴茎头的后面缩窄的部位称为冠状沟,冠状沟和阴茎头外面的皮肤皱襞称为包皮,在腹侧面有一带状结构将包皮系于尿道外口。阴茎中部呈圆柱状称为阴茎体。

在阴茎的切面标本上可见阴茎的三个海绵体,位于上方的两个称为阴茎海绵体,下方的尿道海绵体中央有尿道通过。

阴囊在阴茎的后下方,皮肤很薄,深面为肉膜;肉膜的深面由浅到深依次为由腹外斜肌腱膜延续形成的精索外筋膜、由腹内斜肌和腹横肌延续形成的提睾肌、由腹横筋膜延续形成的精索内筋膜、由两层结构构成的睾丸鞘膜。睾丸鞘膜由包被在睾丸和附睾表面的脏层和紧贴精索内筋膜的壁层构成,两层在睾丸后缘处发着形成一密闭的腔隙称为鞘膜腔。

六、找寻男性尿道的各部,并注意各部的形态特点

在男性盆腔正中矢状切面标本上观察尿道,尿道走行在前列腺实质内的部分称为尿道的前列腺部,穿过尿生殖膈的部分称为尿道膜部,随后尿道进入尿道海绵体,这部分被称为尿道的海绵体部。

男性尿道全长有三个狭窄,即尿道内口、尿道膜部和尿道外口;三个扩大,即尿道前列腺部、尿道球部和尿道舟状窝;两个弯曲,即为位于耻骨下方的凹向上的、恒定的耻骨下

弯,另一个弯曲是位于耻骨联合的前下方耻骨前弯,此弯曲可随上提阴茎而消失,临床上可采用上提阴茎使耻骨前弯消失的方式减少男性导尿术或经男性尿道插入器械的困难程度。

【临床案例】

王某,男性,32 岁,已婚。因患有遗传病不宜生育,故来医院要求行输精管结扎术,以达到永久性节育目的。

问题思考

输精管结扎术为什么能达到节育的目的?

解剖学解析

该病例涉及以下解剖学知识点:精子的产生及排出过程,输精管的行程。

男性输精管结扎术是绝育术的一种,其手术操作过程如下:通过皮肤可将输精管固定,然后在阴囊两侧,血管分布较少的部位作局部麻醉;切开皮肤,提出精索,并游离输精管,在稍远离附睾处剪断,切除约 0.8 cm,分别结扎两断端,并包埋;检查无出血,再缝合皮肤。精子是由位于睾丸小隔内的精曲小管的上皮细胞产生,经过精直小管,进入睾丸网后经睾丸输出小管进入附睾内并在其内部成熟,再经过输精管的各部,最后从男性尿道排出体外,在双侧输精管的精索部进行结扎,可阻断精子继续进入输精管的腹股沟管部,从而达到让男性从尿道排出的精液内不含精子的目的。在对输精管的精索部进行结扎的过程中,需依次切开阴囊的皮肤、肉膜、精索外筋膜、提睾肌、精索内筋膜。

【作业】

一、名词解释

1. 精索　2. 鞘膜腔

二、简答题

简述精子的产生及排出途径。

实验十四　女性生殖系统

【实验目的】

1. 掌握内容　女性生殖器官的组成。卵巢的位置形态及固定装置,输卵管的分部及各部形态特点。子宫的形态、分部、位置及固定装置。
2. 重点内容　卵巢的位置形态及固定装置,输卵管的分部及各部形态特点。子宫的形态、分部、位置及固定装置。
3. 难点内容　子宫的固定装置。

【实验准备】

1. 多媒体教学设备。
2. 医学虚拟仿真实验教学中心——数字人解剖系统。
3. 标本　女性盆腔正中矢状切标本。
4. 模型　女性泌尿生殖器,女性会阴模型。
5. 挂图　女性盆腔正中矢状面,女性内生殖器。
6. 影像资料　女性生殖系统解剖。

【实验内容】

一、观察卵巢的位置、形态

在大体标本上观察卵巢的位置处于盆腔侧壁髂总动脉的分叉处,此处称为卵巢窝。触之质地较为坚硬且表面凹凸不平(未排卵女性卵巢表面光滑)。继续观察可见卵巢前端被一称为卵巢固有韧带的索状韧带包绕,此韧带将卵巢连接于子宫体与输卵管相交处的后下方。

二、观察输卵管的位置和形态及走行

在模型和标本上可见子宫底的两侧与卵巢上端之间连接的、弯曲的长管状结构,称为输卵管;输卵管全长均被包裹在子宫阔韧带的上缘内。两侧输卵管各有两个口,内侧端的开口在子宫角内,称为输卵管的子宫口;外侧端的开口在卵巢上端,开口于腹膜腔,称为输卵管的腹腔口。

在标本及模型上寻认整个输卵管全长：① 位于子宫壁内的一段称为输卵管的子宫部。② 向外延续的一小段较细的一段称为输卵管的峡部。③ 然后输卵管变得更为膨大，我们将这一段称为输卵管的壶腹部。④ 输卵管的外侧端呈漏斗状，称之为输卵管的漏斗部；漏斗部的周缘的指状突起称为输卵管伞。

三、观察子宫的形态和位置

观察标本及模型，在盆腔中央、膀胱与直肠之间的一个膨大的肌性结构。成年女性的子宫呈前后稍扁的倒置梨形，其在矢状面呈前倾前屈位。

1. 在两侧输卵管子宫口水平以上、子宫上端向上的宽而圆隆的部分称为子宫底；子宫底两侧与输卵管结合处称为子宫角。

2. 子宫下端长而狭细呈圆柱形的部分称为子宫颈；子宫颈的下段突入到阴道内称为子宫颈的阴道部；子宫颈的上段位于阴道以上，称为子宫颈的阴道上部。

3. 子宫底与子宫颈之间部分上宽下窄称为子宫体。

4. 子宫颈与子宫体相互移行的狭细的部分称为子宫峡。

在女性盆腔矢状切面标本及挂图上可观察到子宫颈的长轴与阴道长轴之间可形成一个钝角，这表示子宫处于前倾的位置；子宫体的长轴与子宫颈的长轴之间形成的一个约为170°的夹角，这表示子宫处于前屈位。子宫底位于骨盆入口平面以下，子宫颈朝向后下方，其下端在坐骨棘平面的稍上方续接阴道。

四、观察参与固定子宫的四对韧带

在子宫内生殖器标本和女性盆腔矢状切标本上观察。

1. 子宫阔韧带　覆盖子宫前后壁的呈"披风"样的双层腹膜结构，其向外侧和内下分别延续至盆腔侧壁和盆底，与盆壁的腹膜相延续。

2. 子宫圆韧带　呈圆索状起于子宫角的前下方在子宫阔韧带前层的覆盖下呈弓形行向前外侧，穿过腹股沟管，系于阴阜和大阴唇前端的皮下。

3. 子宫主韧带　位于子宫阔韧带的基底部、子宫颈阴道上部及阴道穹侧壁与盆腔侧壁之间，由结缔组织和平滑肌构成。

4. 子宫骶韧带　从子宫颈后面的外上侧向后绕过直肠两侧，止于第2、3骶前筋膜，由结缔组织和平滑肌构成。

五、观察阴道的形态特点

在模型和标本上观察，位于盆腔中央，在子宫的下方、尿道与肛管之间的一个扁的肌性管道称为阴道。阴道的前壁较短，后壁较长，阴道上端宽阔，包绕子宫颈的阴道部，两者之间的环形的间隙称为阴道穹。

六、观察女性外生殖器

女性的外阴有一对被称为大阴唇的皮肤隆起，围成阴裂。阴裂前方称为阴唇前联合，后方称为阴唇后联合。大阴唇的内侧有一对被称为小阴唇的狭长的皮肤皱襞，两侧小阴唇的裂隙称为阴道前庭。阴道前庭的前部有尿道口，后部有阴道口。阴道口与小阴唇之间有一浅沟,沟内有一针眼大小的孔,为前庭大腺的开口。

七、观察女性乳房的矢状切面挂图

乳房位于胸前壁的浅筋膜内。成年女性乳房上至第 2~3 肋,下至 6~7 肋,内至胸骨旁线,外可至腋中线。乳头平面在第 4 肋间隙或第 5 肋。成年女性乳房呈半球形。乳房中央有乳头,其顶端有输入孔。乳房由皮肤、纤维组织、脂肪和乳腺等构成。乳腺由 12~20 个乳腺叶构成,每个乳腺叶又被分隔为若干个乳腺小叶。由于每个乳腺小叶都有一条输乳管向前端的乳头走行,因此,输乳管是呈放射状排列的,这也是临床上进行乳房相应手术时候尽量要做放射状切口以免损伤更多输乳管的解剖学原因。在乳房的上部,有些呈索状的结缔组织将乳腺小叶悬于胸筋膜上或乳头及乳腺上部的皮肤上,称之为乳房悬韧带或 Cooper 韧带。

八、寻认肛门三角和尿生殖三角

观察会阴标本及模型:封闭小骨盆下口的全部软组织称为会阴。以两侧坐骨结节做一连线,可将会阴分为前方的尿生殖三角和后方的肛门三角。在肛门前方有纤维性和肌性组织构成的会阴中心腱。

【临床案例】

患者,女性,30 岁,已生育 1 男,放置子宫内节育环 3 年,最近一段时间经常出现月经不规律及阴道不规则出血,来医院取环并要求行输卵管结扎术。

问题思考
输卵管结扎术为何能达到避孕的目的?

解剖学解析
该病例涉及以下解剖学知识点:卵子的产生及排出过程,输卵管的分部。

输卵管结扎术是一种永久性避孕方式,目前国内常用的方法有切开系膜输卵管部分切除结扎法(包括近端及两端包埋法)、输卵管双折结扎切除法、输卵管压挫结扎法及输卵管伞部切除法。输卵管结扎手术途径有经腹部,阴道前、后穹窿及腹股沟部。卵子由卵巢产生,经过输卵管伞部、输卵管壶腹部(卵子和精子在此相遇)、输卵管峡部、输卵管的子宫部进入子宫内进行着床。在输卵管的峡部进行上述操作,就可以彻底阻止精子和卵子的相遇,从而达到避孕的目的。

【作业】

一、名词解释
1. 阴道穹　2. 乳房悬韧带　3. 会阴

二、简答题
1. 简述参与固定子宫的韧带的功能。
2. 简述输卵管的分部及其临床应用。

实验十五　腹膜　内分泌系统

【实验目的】

1. 掌握内容　腹膜和腹膜腔的概念及腹膜的功能,腹膜与脏器的关系。大网膜、小网膜的位置和分部、网膜囊与网膜孔。人体直立和卧位时腹膜腔的最低点和临床意义。内分泌系统的概念,甲状腺、甲状旁腺、肾上腺、垂体的形态位置。

2. 重点内容　腹膜和腹膜腔的概念及腹膜的功能,人体直立和卧位时腹膜腔的最低点和临床意义。甲状腺、甲状旁腺、肾上腺、垂体的形态位置。

3. 难点内容　网膜囊与网膜孔。

【实验准备】

1. 多媒体教学设备。

2. 医学虚拟仿真实验教学中心——数字人解剖系统。

3. 标本　打开腹前壁的标本,显示内分泌腺的儿童标本。

4. 模型　腹膜腔矢状位和冠状位切面模型,喉和气管带甲状腺模型,脑干带垂体和松果体模型。

5. 挂图　腹膜腔矢状位挂图,内分泌腺体挂图。

6. 影像资料　腹膜,内分泌系统。

【实验内容】

一、观察腹膜的分部,脏、壁层的配布,注意腹膜与腹盆腔脏器的关系

腹膜是覆盖于腹盆壁内面和腹盆腔脏器表面的一层薄而光滑的半透明浆膜,由间皮和少量结缔组织构成。衬于腹盆壁内面的部分称壁腹膜,衬于腹盆腔脏器表面的部分称脏腹膜,有些脏腹膜已经成为该器官的外膜(胃等)。脏、壁两层腹膜互相移行,围成一个潜在的不规则的腔隙称为腹膜腔。男性的腹膜腔是完全密闭的,女性的腹膜腔可以通过输卵管的腹腔口,再经输卵管、输卵管子宫口、阴道与外界相通。

在打开腹腔的标本上观察,可见某些器官完全被腹膜覆盖,如胃、十二指肠上部等,这些器官被称为腹膜内位器官;而有些器官的表面的大部分被腹膜所覆盖,如升结肠、降结

肠、膀胱等,这些器官被称为腹膜间位器官;另外有一部分器官仅仅有一面被覆盖,如十二指肠降部、肾上腺、肾等,这些器官被称为腹膜外位器官。

二、观察腹膜形成的相应结构,注意网膜囊的特点及开口

1. 网膜　包括大网膜和小网膜。

连接于肝门与胃小弯和十二指肠球部之间的双层腹膜结构被称为小网膜,包括肝胃韧带和肝十二指肠韧带。肝胃韧带连接于肝和胃小弯之间,而肝十二指肠韧带连接于肝与十二指肠球部之间,两者之间没有明显界限;在肝胃韧带内有胃左动静脉、胃的神经等结构,在肝十二指肠韧带内有胆总管、肝固有动脉、肝门静脉以及淋巴管和神经等结构。肝十二指肠韧带的右侧是游离的,其后方形成一个大约能容纳成人一个手指通过的网膜孔,网膜孔沟通大腹膜腔和小腹膜腔。

在小网膜和胃的后方有一个前后扁窄的间隙被称为小腹膜腔又称网膜囊,网膜囊经网膜孔与大腹膜腔相通。其前壁自上而下分别是小网膜、胃后壁和大网膜的前两层;后壁自上而下分别是大网膜的后两层、横结肠及其系膜和覆盖在胰、左肾、左肾上腺表面的腹膜;下壁为大网膜前后两层的愈着部;左侧壁为胃脾韧带、脾和脾肾韧带;右壁即网膜孔。

大网膜是连接于胃大弯和十二指肠起始部的下缘与横结肠之间的四层腹膜形成的结构,其像围裙一样遮盖在小肠和结肠等腹腔脏器的前面,内有丰富的脂肪、血管和淋巴管。

2. 系膜　分为小肠系膜、阑尾系膜、横结肠系膜、乙状结肠系膜。小肠系膜是将空肠、回肠系于腹后壁的双层结构,呈扇形。阑尾系膜将阑尾连于肠系膜下方,呈三角形,其游离缘有阑尾动脉走行。横结肠系膜是将横结肠连于腹后壁的横位腹膜结构,较为宽阔。乙状结肠系膜是将乙状结肠连于左下腹部的双层腹膜结构,较长,呈扇形。

3. 韧带　包括肝的韧带和脾的韧带。连于肝的韧带有镰状韧带、冠状韧带、三角韧带、肝胃韧带和肝十二指肠韧带,连接于脾的韧带有胃脾韧带和脾肾韧带。

三、在矢状切面标本和挂图上观察辨认腹膜形成的陷凹

在男性直立时,腹膜腔的最低点为膀胱直肠陷凹;女性直立时,腹膜腔的最低点为子宫直肠陷凹,也称为 Douglas 腔。在人体平卧位时,腹膜腔的最低点为肝肾隐窝。这些陷凹是腹膜腔积液容易聚集的部位。女性的 Douglas 腔的前下部与阴道后穹相邻,临床上可以通过阴道后穹穿刺来对女性腹膜腔积液进行诊断或治疗。

四、辨认各内分泌器官

1. 甲状腺　利用打开颈部前面的标本及相应模型观察,可见甲状腺呈"H"形贴附于甲状软骨的前下方,由两侧叶和中央的甲状腺峡部构成。

2. 甲状旁腺　在甲状腺的两侧叶的背面可见两对黄豆大小的扁椭圆形小体称为甲状旁腺。

3. 肾上腺　观察模型及挂图可见在左肾的上端的呈半月形的左肾上腺和右肾上端的呈三角形的右肾上腺。

4. 垂体　观察头部正中矢状切面标本和挂图,可见椭圆形的垂体位于蝶骨体的垂体

窝内,借上方的漏斗穿过鞍隔连接于下丘脑。

5. 松果体　观察头部正中矢状切面标本和挂图,在背侧丘脑的后上方与上丘之间的浅凹内有一个形似松果的椭圆形小体,称为松果体。

6. 胸腺　观察打开胸前壁的儿童标本,在胸骨柄的后方,上纵隔的前方,心包的上方及出入心大血管的前部的胸腺。胸腺分左、右两叶,左、右叶通常不对称。

【临床案例】

案 1. 患者,男性,41 岁。因上腹部持续钝痛 3 d,6 h 前突发剧烈上腹疼痛入院。入院前 3 d 于饭后发生心前区针刺样痛或隐痛,每次持续 30 min,伴畏寒。此后食欲下降,全身无力。6 h 前开始呕吐咖啡色液体,1 年前在当地医院曾做胃镜被诊断为胃后壁溃疡。体格检查：T 37.9℃,P 98 次/min,R 20 次/分,BP 130/90 mmHg。患者全腹压痛、反跳痛,腹肌紧张呈板状腹,肝脾未扪及。

问题思考

1. 该病例诊断为何种疾病?

2. 试用解剖学知识解释患者的症状。

解剖学解析

该病例涉及以下解剖学知识点：腹膜、腹膜腔的概念,网膜囊的位置与交通。诊断：胃后壁溃疡穿孔。

该患者有胃后壁溃疡病史,结合其相应的临床表现和诊断,可以确定该患者的胃内容物是 3 天前经胃后壁溃疡的穿孔处进入了网膜囊;进入网膜囊的胃内容物并没有立即引起相应的急腹症,这是因为网膜囊的开口即网膜孔的位置较高,而网膜囊的下壁为大网膜前后两层的愈着部,位置较低,所以一直到网膜囊内的积液达到一定量时,积液才能通过网膜孔进入到大腹膜腔引起急腹症。

案 2. 一位甲状腺瘤患者,在进行甲状腺大部切除术后出现手足抽搐。

问题思考：

1. 试分析在手术中可能损伤了什么结构?

2. 试用解剖学知识解释患者的症状。

解剖学解析：

该病例涉及以下解剖学知识点：甲状腺位置,甲状旁腺的位置和功能。该甲状腺瘤患者在术中可能被损伤了甲状旁腺。

甲状旁腺的位置在甲状腺的两侧叶的背面,其分泌的甲状旁腺激素参与调节人体的钙磷代谢,损伤甲状旁腺后,可导致患者发生低钙抽搐。因此,在甲状腺切除术中,一定要注意保留甲状腺的背面的被膜,以免损伤甲状旁腺。

【作业】

一、名词解释

1. 腹膜腔　2. 网膜囊　3. 内分泌腺

二、简答题

1. 请说明人体在平卧位和立位时腹膜腔的最低点。

2. 试述垂体的形态、位置和分部。

实验十六 心

【实验目的】

1. 掌握内容 心的位置、外形及主要毗邻。心各腔的形态结构，心传导系。心冠状动脉的起始、行程、主要分支和分布。
2. 重点内容 心腔的形态结构，传导系，心冠状动脉的起始、行程、主要分支和分布。
3. 难点内容 心的构造，心包的构成、心包腔的形成及心包窦的位置。

【实验准备】

1. 多媒体教学设备。
2. 医学虚拟仿真实验教学中心——数字人解剖系统。
3. 标本 显露胸腔结构并切开心包的完整标本；离体心；心室平面的横断面胸部标本；心的血管铸型标本；显示心传导系的牛心标本。
4. 模型 橡胶心脏组合放大模型。
5. 挂图 各心腔示意图，显示二尖瓣。
6. 影像资料 心的解剖。

【实验内容】

一、观察心的位置、心的毗邻关系

在打开胸前壁的完整标本上观察，可见心略呈倒置圆锥形，2/3 位于人体正中线的左侧，1/3 位于右侧。心斜向位于胸腔中纵隔内，两边是左、右肺和胸膜，上方连接出入心的大血管，下面是膈。

二、观察心的外形、心尖、心底、三缘、两面的形态和结构；辨认冠状沟，前、后室间沟及后房间沟、房室交点

1. 心尖 圆钝，朝向左前下方，由左心室构成，体表投影在第 5 肋间隙与左锁骨中线交点内侧 1～2 cm。
2. 心底 朝向右后上方，由大部分左心房和一小部分右心房组成；两者之间有明显

的后房间沟,可以观察到与左心房相关节的左、右肺静脉和与右心房相关节的上、下腔静脉。

3. 三缘　右缘圆钝略呈垂直位,左缘呈内上至外下的斜位,前缘呈水平较锐利。

4. 两面　前面在胸骨体和第 2～6 肋软骨的后方,称胸肋面;后面与膈相贴,称为膈面。

5. 冠状沟　在心的胸肋面右份可见冠状沟,此沟位于心底与膈面交接处,向左上走行,绕心左缘上方向前上走行,除肺动脉根部外几乎绕行心脏 1 周,冠状沟是心房与心室在心脏表面的分界线。

6. 前、后室间沟　分别位于心室的胸肋面和膈面,从冠状沟走向心尖的右侧,它们分别与室间隔的前、下缘一致;左、右心室在心表面的分界。

7. 后房间沟　位于心底,右心房与右肺上、下静脉交界处的浅沟,是左、右心房在心表面的分界。

8. 房室交点　在心的膈面找到后房间沟、冠状沟和后室间沟的交点,此点称为房室交点,是冠状窦注入左心房的交点。

三、观察右心耳的外形,寻找界沟;辨认界嵴,区分固有心房和腔静脉窦;辨认上、下腔静脉口、冠状窦口和右房室口;查看下腔静脉瓣及冠状窦瓣;寻认卵圆窝

在右心房的前上部找到呈锥体型的盲囊状的右心耳。在心表面上下腔静脉前缘之间,有纵行于右心房表面的纵沟称为界沟,其对应在心腔内面形成一纵行隆起称为界嵴。以界嵴为界将右心房腔分为前方的固有心房和靠近上、下腔静脉的腔静脉窦。右心房后壁内表面光滑,房间隔构成了右心房的后内侧壁,其后下部有一个卵圆形的浅窝,称为卵圆窝,对照挂图和标本寻找这个位置。

四、观察右心室的位置形态

寻认室上嵴,区分右心室流入道及流出道;寻查右房室瓣并观察其形态和开口方向以及瓣膜、腱索、乳头肌的连接关系;辨认隔缘肉柱;观察肺动脉口和肺动脉瓣的形态和开口方向。

打开模型的右心室腔,可见其呈锥形,上方有一个由半月形瓣膜遮盖的出口,即肺动脉口;下面为一个由三尖瓣遮盖的入口,即右房室口。在右房室口和肺动脉口之间的室壁上可见一较宽的弓形肌性隆起,称为室上嵴。三尖瓣有一靠近室间隔的瓣膜,另两个瓣膜在外侧,一前一后,三尖瓣的尖端分别被称之为隔侧尖、前尖和后尖;各尖均借几条细索状结构连接于心室壁的圆锥形的肌性隆起,这些细索状结构称为腱索,这些圆锥形的肌性隆起称为乳头肌;乳头肌也分别被对应的分为隔侧组、前组和后组。在前乳头肌的基底部,有一绳索状肌性结构连接至室间隔,称之为隔缘肉柱。右心室腔向左上延续的部分称为漏斗部或动脉圆锥,此部内壁光滑,与肺动脉交界处即肺动脉口,可以观察到肺动脉口的三个袋口朝向肺动脉的三个半月形的瓣膜。

五、观察左心耳的形态及其内面的梳状肌;寻认肺静脉口及左房室口

观察离体心标本和心脏模型,覆盖于肺动脉根部左侧及冠状沟的前部的突向左前方

的结构称之为左心耳;与右心耳相比,左心耳显得更为狭长;打开模型的左心房腔,见其内壁大部分光滑,只有左心耳处有梳状肌,前下方有左房室口,通向左心室;左心房的两侧各有两个肺静脉口,与肺静脉相通。

六、观察左心室的位置形态,左房室瓣的形态和开口方向以及瓣膜、腱索、乳头肌的连接关系;区分左室流入道和流出道;鉴别前、后乳头肌;观察主动脉瓣及其开口方向,主动脉窦及左、右冠状动脉口;对比左、右心室壁及乳头肌的形态差别

左心室构成心尖部,左心室的壁比右心室的壁厚,观察挂图及标本和模型,可见左心室腔成长圆锥形,一个入口即左房室口,覆有二尖瓣,较大的即为前瓣,较小的即为后瓣;观察二尖瓣的前尖和后尖和与之相连的腱索以及左心室壁上的乳头肌和肉柱。沿左心室后方继续观察,可见到左心室的出口即主动脉口,覆有三个半月形的袋口朝向主动脉方向的主动脉瓣。左心室腔以二尖瓣的前瓣为界分为流入道(窦部)和流出道(主动脉前庭)。

七、辨认二尖瓣环、三尖瓣环

左房室口的周缘有二尖瓣环,右房室口的周缘有三尖瓣环,三尖瓣环比二尖瓣环略大。

八、在模型上观察心传导系

窦房结位于上腔静脉与右心耳交界处的心外膜的深面,是心的正常起搏点。房室结位于冠状窦口与右房室口间的心内膜的深面,既能传导神经冲动,也可以产生节律性兴奋。房室束由房室结发出,走行于室间隔,分布到左、右心室,可将神经冲动传至心室肌。浦肯野纤维分布于心肌。

九、辨认冠状动脉和心大静脉、心中静脉、心小静脉,并追踪观察其行程、分支和分布

1. 右冠状动脉 观察标本和模型,可以在心的胸肋面和冠状沟的右侧见到一条动脉即右冠状动脉,向上可以追溯至升主动脉根部,经右心耳和肺动脉起始部沿冠状沟走行至后室间沟,发出左室后支和后室间支,分布于右心房,右心室的前面和左、右室间隔及窦房结、房室结等。

2. 左冠状动脉 起自于主动脉左窦,经左心耳与肺动脉起始部之间于冠状沟内左行,发出旋支和前室间支,分布于左心房、左心室前面、右心室前面和室间隔的上 2/3 部分。

3. 心大静脉 起于心尖,伴左冠状动脉的前室间支沿前室间沟上行,斜行向左上进入冠状沟后伴左冠状动脉的旋支走行向心的膈面,汇入冠状窦。

4. 心中静脉 起于心尖,在心的膈面伴右冠状动脉的后室间支上行汇入冠状窦。

5. 心小静脉 起于心的右缘,沿冠状沟后行汇入冠状窦。

6. 冠状窦 在心的膈面,左心房与左心室之间的冠状沟内有一条短而粗的静脉,称为冠状窦。

十、辨认纤维心包和浆膜心包,区分浆膜的壁层和脏层,探查心包窦

在尸体标本上观察,可见心被一个纤维结缔组织囊包绕,此囊向上与大血管的外膜相延续,称为纤维性心包。继续观察切开心包的离体心标本,可见纤维心包的内面和心的外表面都很光滑,这实际上是两层结构,统称为浆膜心包,覆盖于纤维心包内面的称为浆膜心包的壁层,而覆于心的外表面的称为浆膜心包的脏层也就是心外膜。浆膜心包的脏层和壁层之间的腔隙,被称为心包腔;两者相互移行形成的一些较隐蔽的间隙,称为心包窦;在升主动脉及肺动脉干后方与上腔静脉、左心房前壁之间的间隙为心包横窦;在左心房后壁与心包后壁之间的间隙为心包斜窦;心包前壁与下壁转折处与心尖之间的间隙为心包前下窦。心包横窦和心包斜窦是心包积液容易聚集的部位;心包前下窦是临床常用的心包穿刺的部位。

【临床案例】

患者,男性,55 岁,于 2 h 前搬重物时突然感到胸骨后压榨性疼痛,休息与口含硝酸甘油均不能缓解,伴大汗、恶心,呕吐过两次,为胃内容物,二便正常。既往无高血压和心绞痛病史,无药物过敏史,吸烟 20 余年,每天 1 包。查体:T 36.8℃,P 100 次/min,R 20 次/min,BP 100/60 mmHg,急性痛苦病容,平卧位,无皮疹和发绀,浅表淋巴结未触及,巩膜不黄,颈软,颈静脉无怒张,心界不大,有期前收缩 5~6 次/min,心尖区 S4 明显,肺清,无啰音,腹平软,肝脾未触及,下肢不肿。心电图示:ST 段 V1~V5 升高,QRS 波 V1~V5 呈 Qr 型,T 波倒置和室性早搏。

问题思考

1. 该病例诊断为何种疾病?

2. 试用解剖学知识解释患者的症状。

解剖学解析

该病例涉及以下解剖学知识点:心冠状动脉的起始、行程、主要分支和分布。诊断:① 冠心病,初发型心绞痛。依据:心绞痛而持续 2 h 不缓解,休息与口含硝酸甘油均无效,有吸烟史(危险因素)。② 急性前壁心肌梗死,室性期前收缩,心功能Ⅰ级。依据:心电图。

冠状动脉粥样硬化性心脏病是冠状动脉血管发生动脉粥样硬化病变而引起血管腔狭窄或阻塞,造成心肌缺血、缺氧或坏死而导致的心脏病,常常被称为"冠心病"。心绞痛是指由于冠状动脉粥样硬化狭窄导致冠状动脉供血不足,心肌暂时缺血、缺氧引起的,以心前区疼痛为主要临床表现的一组综合征。冠状动脉的功能就是给予心肌营养,本病例患者冠状动脉狭窄造成相应区域心肌供血不足而引起心绞痛。经过心电图诊断发现该患者为左室前壁的心肌梗死。根据我们前面所学习的解剖知识,左心室肌的前面应是由左冠状动脉的前室间支营养,故我们可以确定这条动脉发生了相应的阻塞从而导致上述症状;在统计学上,冠状动脉狭窄的病例中约有 70% 发生在左冠状动脉的前室间支。

【作业】

一、名词解释
1. 隔缘肉柱　2. 心包腔　3. 二尖瓣复合体

二、简答题
1. 简述心的传导系统的组成。
2. 简述左冠状动脉的起点、分支及其分布范围。

实验十七 动 脉

【实验目的】

1. 掌握内容　主动脉的起止、行程、分部及各部的分支。颈总动脉、颈外动脉、锁骨下动脉、腋动脉、肱动脉、尺动脉、桡动脉的行程及其主要分支、分布。掌浅弓、掌深弓的合成。腹腔干、肠系膜上动脉、肠系膜下动脉的分支、分布。髂总动脉，髂内、外动脉的起止；髂内动脉的分支、分布。股动脉，腘动脉，胫前、胫后动脉，足背动脉的行程及分支、分布。
2. 重点内容　颈总、颈外动脉的分支及分布，锁骨下动脉及腋动脉的分支、分布，腹腔干的分支、分布。髂内、髂外动脉的分支、分布。
3. 难点内容　掌浅弓及掌深弓，腹腔干的分支、分布，髂内动脉的分支、分布。

【实验准备】

1. 多媒体教学设备。
2. 医学虚拟仿真实验教学中心——数字人解剖系统。
3. 标本　打开胸前壁的完整尸体标本示全身动脉、全身动脉瓶装标本、示局部动脉的瓶装标本(头颈部，上、下肢，胸腹部，盆部)、局部血管的铸型标本(头颈部，上、下肢)、离体心脏标本。
4. 模型　心模型。
5. 挂图　全身动脉相关内容挂图。
6. 影像资料　动脉。

【实验内容】

动脉是将血从心脏运送到全身各处的血管，包括体循环的动脉和肺循环的动脉，动脉血管的特点是管腔小、管壁厚、弹性好。本次实验重点观察体循环的动脉。

一、体循环的动脉

在打开胸前壁的完整尸体和离体心脏标本上观察，可见主动脉从左心室发出，先斜向右上,再弯向左后下,沿脊柱左前方下行,穿膈主动脉裂孔入腹腔,至第4腰椎下缘处分为左、右髂总动脉。依其行程分为升主动脉、主动脉弓和降主动脉。降主动脉又以膈的主动脉裂孔分为胸主动脉和腹主动脉。

1. 升主动脉 在离体心脏标本上观察,可见升主动脉起自左心室,向右前上行至右侧第2胸肋关节后方延续为主动脉弓。起始部发出左、右冠状动脉(详见心实验)。

2. 主动脉弓 起自升主动脉,呈弓形弯向左后至第4胸椎下缘左侧移行为降主动脉。主动脉弓凸侧分支由右向左分别为头臂干(或称无名动脉)、左颈总动脉、左锁骨下动脉。头臂干长4~5 cm,经气管前面向右后方斜行,在右胸锁关节后方分为右锁骨下动脉和右颈总动脉。

(1)颈总动脉:左颈总动脉起自主动脉弓,右颈总动脉起自头臂干,经胸锁关节后方,沿食管、气管和喉外侧上行,平甲状软骨上缘分颈内、外动脉。颈总动脉末端和颈内动脉起始处可见局部膨大称为颈动脉窦,为压力感受器。

1)颈外动脉:自颈总动脉分出,初位于颈内动脉前内侧,经其前方转至外侧,上行穿腮腺至下颌颈处分为颞浅动脉和上颌动脉。

甲状腺上动脉:自起始部发出,向前下行至甲状腺侧叶上部,分布于甲状腺与喉。

舌动脉:平舌骨大角发出经舌骨舌肌深面入舌至口底及腭扁桃体。

面动脉:自舌动脉稍上方,经下颌下腺深面,绕下颌骨下缘咬肌前缘至面部,沿口角鼻翼外侧上行易名内眦动脉,分支入下颌下腺、腭扁桃体及面部。

颞浅动脉:在耳屏前方经颧弓根部浅面至颞部皮下,分布于额颞、顶部软组织。

上颌动脉:平下颌颈深面入颞下窝,在翼内、外肌之间行向前内至入翼腭窝。沿途分支至外耳道、鼓室、牙及牙龈、鼻腔、咀嚼肌等。其分支较重要的有脑膜中动脉,穿棘孔分布于硬脑膜。

2)颈内动脉:平甲状软骨上缘自颈总动脉分出,垂直上行穿颈动脉管入颅,在颈部无分支。

(2)锁骨下动脉:左侧起自主动脉弓,右侧起自头臂干,经胸锁关节后方,斜向外至颈根部呈弓状经胸膜顶前方,穿斜角肌间隙,至第1肋外缘续腋动脉。

椎动脉:上行穿第6~1颈椎横突孔,经枕骨大孔入颅,分支营养脑与脊髓。

胸廓内动脉:向下入胸腔,沿第1~6肋软骨后面下降,分支分布于胸前壁、心包、膈和乳房等处。其较大的终支称为腹壁上动脉,穿膈入腹直肌分支与腹壁下动脉吻合营养腹直肌。

甲状颈干:起自锁骨下动脉上面一短干,在斜角肌内侧缘。此干发出数条分支,其中甲状腺下动脉横过颈动脉鞘后方至甲状腺侧叶下端。

(3)上肢的动脉:在上肢血管铸型标本及上肢动脉标本上观察。

腋动脉:行于腋窝深部,至大圆肌下缘移行为肱动脉。

肱动脉:沿肱二头肌内侧下行至肘窝,平桡骨颈平面分为桡动脉和尺动脉。主要分支为肱深动脉,伴桡神经沿桡神经沟下行,分布于肱三头肌、肱骨。

桡动脉:在肱桡肌和旋前圆肌间沿前臂桡侧下行,后经肱桡肌腱和桡侧腕屈肌腱之间下行至桡骨下端,绕桡骨茎突至手背,穿第1掌骨间隙至手掌。

尺动脉:经前臂浅、深肌之间向内下方斜行,至尺侧腕屈肌与指浅屈肌之间达腕部,经腕掌侧韧带和腕横韧带之间达手掌。

掌浅弓：在上肢血管铸型标本上观察，可见由尺动脉的末端与桡动脉的掌浅支相吻合而成。

掌深弓：在上肢血管铸型标本上观察，由桡动脉终支与尺动脉掌深支而成。

3. *胸主动脉* 打开胸腔的尸体标本上可见，胸主动脉在第 4 胸椎下缘续于主动脉弓，沿脊柱左前方下行，转至脊柱前方，于第 12 胸椎体下缘水平穿膈肌主动脉裂孔续为腹主动脉。

4. *腹主动脉* 在尸体标本上观察，腹主动脉在膈肌主动脉裂孔续于胸主动脉，沿脊柱前方下降至第 4 腰椎体下缘处分为左、右髂总动脉，分支分为壁支和脏支。脏支主要有五条。

(1) 肾动脉：平第 1～2 腰椎椎间盘的高度起于腹主动脉，横行向外至肾门入肾。

(2) 睾丸动脉：在男性尸体标本上观察，细而长，在肾动脉发出处稍下方发自主动脉腹部的前壁，向下外侧行至腹股沟管，参与构成精索，进入阴囊分布于至睾丸和附睾；在女性尸体标本观察，可见卵巢动脉起自腹主动脉前壁，行至小骨盆上缘处进入卵巢悬韧带内，分布于至卵巢、输卵管、子宫等。

(3) 腹腔干：在膈肌主动脉裂孔的稍下方发自腹主动脉，此干短而粗，分为三支。

胃左动脉：向左上行至胃的贲门处再沿胃小弯右下行，分布于食管腹段、贲门和胃小弯的胃壁。

肝总动脉：向右前行至十二指肠上部的上方，分为肝固有动脉和胃十二指肠动脉，肝固有动脉分为左、右支入肝。肝总动脉主要分布于肝、胆囊、胃、大网膜、十二指肠、胰头等。

脾动脉：轻轻把胃向上翻起，可见其起自腹腔干，沿胰的上缘左行经脾肾韧带达脾门，分数支入脾，沿途发出胰支、胃网膜左动脉、胃短动脉，分布于胰、胃、大网膜等。

(4) 肠系膜上动脉：约在第 1 腰椎水平起自腹主动脉，从胰头后面穿过向前经十二指肠水平部前方进入小肠系膜根。将小肠翻向左下方，可见肠系膜上动脉斜向右下，沿途分支分布于小肠、盲肠、阑尾、升结肠、横结肠。

(5) 肠系膜下动脉：将小肠翻向右上方，可见肠系膜下动脉约在第 3 腰椎体水平起自腹主动脉，行向左下，至左髂窝至小骨盆。发出分支分布于降结肠、乙状结肠、直肠上部等。

5. *髂总动脉* 在尸体标本上观察，平第四腰椎体高度由腹主动脉分出后，沿腰大肌内侧下行至骶髂关节处分为髂内动脉和髂外动脉。

(1) 髂内动脉：为一短干，下行至盆腔，发出分支营养盆壁及盆腔脏器。

(2) 髂外动脉：在骶髂关节的前方起自髂总动脉，行向外下，经腹股沟韧带深面进入股前部移行为股动脉。

(3) 下肢的动脉：在下肢血管铸型标本及下肢动脉标本上观察。

股动脉：在股三角内下行，进入收肌管，由股前部转至股内侧，出收肌腱裂孔至腘窝，移行为腘动脉。主要分支是股深动脉，在腹股沟韧带下方 2～5 cm 处起自股动脉，于股动脉外侧下行，位于长收肌深面。

腘动脉：在收肌腱裂孔起自股动脉，下行至腘肌下缘分为胫前和胫后动脉。

胫后动脉：沿小腿后群浅、深屈肌之间下行，经内踝后方至足底分为足底内侧和外侧动脉。

胫前动脉：平腘窝下缘分出并向前穿小腿骨间膜至小腿前面，在小腿前群肌之间下行至踝关节前方移行为足背动脉。

二、肺循环的动脉

打开胸前壁的完整尸体及瓶装标本，可见分肺动脉发自右心室，经主动脉前方行向左后上方，至主动脉弓下缘分为左、右肺动脉。

1. 左肺动脉　较短，横行向左至左肺门，分两支入肺。连于主动脉弓下缘与肺动脉干分叉处稍左侧的纤维性结缔组织称动脉韧带，为胚胎时期动脉导管闭索的遗迹。

2. 右肺动脉　较长，经主动脉和上腔静脉后方向至右肺门分为三支后入右肺。

【临床案例】

患者，女性，48岁。因弥漫性动脉粥样硬化，主动脉瓣病变及心力衰竭而入院。住院期间突然出现左前臂剧痛和部分瘫痪约1 h。查体：左前臂苍白而冷，肘以下运动功能和感觉功能丧失，掌及手指呈收缩状态，桡、尺动脉搏动消失。

问题思考

1. 该病例诊断为何种疾病？
2. 试用解剖学知识解释患者的症状。

解剖学解析

该病例涉及以下解剖学知识点：体循环的动脉；主动脉的行程、分部；桡、尺动脉的搏动点。诊断：肱动脉栓塞。

据此患者病情，由于心房内脱落的凝血块到达左心室然而可经主动脉到头臂干再经左锁骨下动脉至腋动脉最终停留于肱动脉；肱动脉血流受阻由此引起其供血的神经、肌肉得不到充足的血液而导致肌运动麻痹、感觉障碍；桡、尺动脉皆为肱动脉分支，搏动自然消失。

【作业】

一、名词解释

1. 动脉韧带　2. 掌浅弓　3. 颈动脉窦　4. 颈动脉小球

二、简答题

1. 简述胃的血液供应。
2. 腹主动脉有哪些脏支和壁支？脏支的主要分支有哪些？
3. 颈外动脉有哪些主要分支？
4. 简述主动脉的行程。

实验十八 静 脉

【实验目的】

1. 掌握内容 静脉的特点，上、下腔静脉的组成及主要属支。头颈部浅静脉的起止、行程。上、下肢浅静脉的起止、行程。肝门静脉的行程、属支、收集范围及与上、下腔静脉的吻合。
2. 重点内容 头颈部浅静脉及上、下肢浅静脉的起止、行程，肝门静脉的组成、属支、收集范围。
3. 难点内容 肝门静脉的组成、属支及与上、下腔静脉的吻合。

【实验准备】

1. 多媒体教学设备。
2. 医学虚拟仿真实验教学中心——数字人解剖系统。
3. 标本 打开胸前壁的完整尸体标本；上、下肢浅静脉瓶装标本；示肝门静脉、奇静脉、半奇静脉瓶装标本；头颈部静脉瓶装标本。
4. 模型 门静脉属支以及与上、下腔静脉吻合途径模型。
5. 挂图 静脉相关挂图。
6. 影像资料 全身静脉。

【实验内容】

静脉是血液循环中引导血液回心的血管，起始于毛细血管，终止于右心房。全身的静脉分为浅、深静脉两组。浅静脉位于皮下浅筋膜内，常为临床上进行输液、抽血、注射药物的部位。深静脉位置深、多与动脉伴行。静脉血管的特点有管壁薄、管腔大、弹性小、多塌陷。注意与动脉区分。静脉系包括体循环的静脉和肺循环的静脉。

一、体循环的静脉

可分为上腔静脉系、下腔静脉系和心静脉系。

（一）上腔静脉系

上腔静脉系由上腔静脉及其属支组成，收集头颈部、上肢、胸（心和肺除外）回流的静脉血。头颈部胸部的静脉在整体标本及瓶装标本上观察。

1. 上腔静脉　打开胸腔的标本上可见上腔静脉,由左、右头臂静脉在右侧第 1 肋软骨与胸骨结合的后方汇合而成。下降至第 3 胸肋关节下缘注入右心房。在上腔静脉入心之处有奇静脉注入。

2. 头臂静脉　左、右各一,由颈内静脉与锁骨下静脉在胸锁关节后方汇合而成,汇合处的夹角称静脉角。

3. 颈内静脉　于颈静脉孔处续接乙状窦。先与颈内动脉伴行,继而在颈总动脉外侧下行。颈内静脉颅外的属支有面静脉、下颌后静脉、甲状腺上静脉等,重点在头颈部瓶装标本上观察面静脉,面静脉起自于内眦静脉,在下颌角下方与下颌后静脉的前支汇合,注入颈内静脉。

4. 锁骨下静脉　续于腋静脉,起自于第 1 肋的外侧缘,至胸锁关节后方与颈内静脉合成头臂静脉,收集上肢经腋静脉而来的血液,接受颈外静脉的血液。

5. 颈外静脉　由下颌后静脉后支、耳后静脉和枕静脉汇合而成,沿胸锁乳突肌表面向下注入锁骨下静脉。

6. 上肢静脉　上肢静脉在整体标本或上肢瓶装标本上观察。

(1) 上肢浅静脉:分为三条。

头静脉:起于手背静脉网桡侧,在腕关节的上方转至前臂前面,沿前臂桡侧皮下上行,经过肘窝处与贵要静脉通过肘正中静脉吻合。主干沿肱二头肌外侧上行,经三角肌胸大肌间沟,穿深筋膜注入腋静脉或锁骨下静脉。

贵要静脉:起于手背静脉网尺侧,转至前臂前面,主干沿肱二头肌内侧上行,至臂中点稍下方穿深筋膜注入肱静脉,或与肱静脉伴行注入腋静脉。

肘正中静脉:连接头静脉和贵要静脉,为静脉穿刺常用部位,此静脉变异大。

(2) 上肢的深静脉:从手掌部的动脉均是两条伴行静脉,与一条同名动脉伴行。两条静脉在臂中部合成一条肱静脉,或者是在胸大肌下缘合成一条腋静脉。

7. 胸部的静脉　在打开胸腔的标本及局部瓶装标本观察。

奇静脉起于右腰升静脉,沿脊柱右侧,食管的后方及升主动脉的右侧上行,至第 4～5 胸椎高度,绕右肺根注入上腔静脉。主要收集胸壁的血液,通过半奇静脉、副半奇静脉收集左侧胸壁的血液。

(二) 下腔静脉系

由下腔静脉及其属支组成,收集下肢、盆部、腹部等处的血液。

1. 下腔静脉　在整体标本上观察,下腔静脉由左、右髂总静脉在第 4～5 腰椎右前方合成,沿腹主动脉右侧上升,经肝的腔静脉沟,穿膈的腔静脉裂孔入胸腔注入右心房。下腔静脉的属支:① 肾静脉:在肾动脉的前面与其伴行,直角注入下腔静脉。② 肾上腺静脉:左、右各一,左侧注入左肾静脉,右侧注入下腔静脉。③ 睾丸静脉:起自睾丸和附睾的小静脉,在精索内形成蔓状静脉丛,经腹股沟深环处合成两条睾丸静脉,在男性整体标本上可见,右侧直接注入下腔静脉,左侧注入左肾静脉。在女性为卵巢静脉,起自卵巢,其回流与男性相同。④ 肝静脉:肝模型上观察,此静脉有 2～3 条,在腔静脉沟处注入下腔静脉。

2. 髂总静脉　左、右各一,由髂内静脉与髂外静脉在骶髂关节前方合成。髂内静脉收集盆部静脉,髂外静脉续于股静脉。

3. 下肢的静脉

(1)下肢的浅静脉:在下肢瓶装标本上观察。

大隐静脉:起于足内侧缘足背静脉弓,经内踝前方沿小腿内侧上行,膝关节后内方,沿大腿内侧向上,穿隐静脉裂孔表面的筛筋膜注入股静脉。

小隐静脉:起于足外侧缘足背静脉弓,经外踝后方,沿小腿后面上升至腘窝,穿深筋膜注入腘静脉。

(2)下肢的深静脉:与同名动脉伴行。现只观察股静脉末端,位于股前部,腹股沟韧带下方,股动脉内侧。

4. 肝门静脉系 由肝门静脉及属支组成。在示肝门静脉瓶装标本和打开腹腔的标本上观察可见肝门静脉长 3~6 cm,走行于肝十二指肠韧带内,多由肠系膜上静脉与脾静脉在胰头后方汇合而成。在肝固有动脉和胆总管的后方,经肝门入肝。结合门静脉模型观察可见,肝门静脉主要属支有肠系膜上静脉、脾静脉、肠系膜下静脉、胃左静脉、胃右静脉、胆囊静脉、附脐静脉等。门静脉与上、下腔静脉之间的吻合有食管静脉丛,脐周静脉丛,直肠静脉丛吻合。

(三)心静脉系

在心实验观察。

二、肺循环的静脉

离体心脏标本上可见肺静脉左、右各二,即左肺上静脉、左肺下静脉,右肺上静脉、右肺下静脉。起自肺门,横行向内注入左心房。

【临床案例】

患者,男性,50 岁。因腹胀、尿少,下肢水肿 8 个月而求医入院。于 8 个月前开始感腹胀、食欲不振、乏力,有时大便带鲜血。尿量减少伴两下肢水肿,以后腹部逐渐膨隆,下肢水肿逐渐加重,曾多次去当地医院门诊。查体:巩膜轻度黄染,有肝掌、蜘蛛痣,腹部中度膨隆,腹壁浅静脉怒张,腹部移动性浊音,双下肢水肿。X 线食管钡餐透视显示食管静脉曲张。

问题思考

1. 该病例诊断为何种疾病?

2. 试用解剖学知识解释患者的症状。

解剖学解析

该病例涉及以下解剖学知识点:肝门静脉系的组成及属支。门静脉与上、下腔静脉之间的吻合。诊断:肝硬化、门静脉高压症。

正常时,门静脉收集腹腔不成对脏器(除肝外)的静脉血,经肝内循环后,最后由肝静脉导入下腔静脉。当肝硬化时,门静脉在肝内循环受阻,引起门脉高压症。腹水、食管静脉曲张、腹壁静脉曲张和直肠静脉曲张(便中带血)均说明有门脉高压症存在。当门脉高压症时,其血液经门脉的侧支吻合建立侧支循环。从而使食管静脉丛、腹壁静脉网和直肠静脉<u>丛</u>曲张出现便血。

【作业】

一、名词解释
1. 静脉角　2. 肝门静脉　3. 危险三角　4. 静脉瓣

二、简答题
1. 试述头静脉、大隐静脉的起始、行程、注入部位。
2. 肝门静脉系的组成、特点、主要属支及侧支循环。
3. 胆囊炎症中用静脉注射药物治疗,若采取贵要静脉注射,请说明药物到达胆囊的途径。

实验十九 淋 巴

【实验目的】

1. 掌握内容 淋巴系的组成,淋巴干的名称及其收集淋巴的部位,淋巴导管的名称、合成、起止、行程及收纳范围,脾的位置和形态,全身主要淋巴结群的名称、位置、收集范围。
2. 重点内容 胸导管、右淋巴导管的起止、行程和收集范围,全身重要淋巴结的位置和引流范围。
3. 难点内容 胸导管的行程和收集范围,全身重要淋巴结的位置和引流范围。

【实验准备】

1. 多媒体教学设备。
2. 医学虚拟仿真实验教学中心——数字人解剖系统。
3. 标本 打开胸前壁的完整尸体标本,示淋巴管、淋巴结及淋巴导管瓶装标本。
4. 模型 淋巴系统模型。
5. 挂图 淋巴系统相关挂图。
6. 影像资料 淋巴系统。

【实验内容】

淋巴系统包括淋巴管、淋巴器官及淋巴组织。在瓶装标本观察淋巴导管起止、行程及注入部位。

一、淋巴导管

在示淋巴导管的瓶装标本上观察。

1. 胸导管 全身最大的淋巴导管。胸导管起始于膨大的乳糜池,乳糜池位于第 1 腰椎前方,由左、右腰干和肠干汇合而成。沿脊柱走行,穿膈的主动脉裂孔入胸腔,在左颈根部又接收左颈干、左锁骨下干、左支气管纵隔干,注入左静脉角。收纳左侧半头颈部、左胸部、左侧上肢及膈肌以下身体各部约占全身 3/4 淋巴液。

2. 右淋巴导管　为一短干,由右颈干、右锁骨下干、右支气管纵隔干,三干汇合而成。注入右静脉角。收集身体右上 1/4 淋巴液。

二、全身重要淋巴结

在示全身各部主要淋巴结群的瓶装标本或模型上观察,结合活体触摸。

1. 头部淋巴结　位于头颈部的交界处,包括枕淋巴结、乳突淋巴结、腮腺淋巴结、下颌下淋巴结和颏下淋巴结。下颌下淋巴结,位于下颌下腺周围,注入颈外侧深淋巴结,主要收集面部及口腔淋巴。

2. 颈部淋巴结　颈外侧浅、深淋巴结沿颈外静脉排列,其输出管入颈外侧深淋巴结。颈外侧深淋巴结沿颈内静脉排列,输出管构成颈淋巴干。

3. 腋淋巴结　位于腋窝,位于腋静脉及其属支附近。按其位置分为胸肌淋巴结、肩胛下淋巴结、外侧淋巴结、中央淋巴结和尖淋巴结,其输出淋巴管组成锁骨下干。

4. 支气管淋巴结　位于肺门处,输出管注入气管支气管上、下淋巴结。支气管上、下淋巴结输出管入气管旁淋巴结,气管旁淋巴结的输出管和纵隔前淋巴结输出管合成支气管纵隔干。

5. 腹股沟浅淋巴结　分浅、深两组,浅淋巴结沿腹股沟韧带下方排列及大隐静脉末端排列。深淋巴结位于股静脉内侧,腹股沟淋巴结的输出管注入髂外淋巴结。

6. 盆部淋巴结　包括髂外、髂内和髂总淋巴结,位于同名血管周围,输出管注入腰淋巴结。

7. 腰淋巴结　位于腹主动脉和下腔静脉附近,输出管合成腰干。

8. 腹部脏器淋巴结　有肠系膜上、下淋巴结和腹腔淋巴结,分布于同名血管周围,输出管构成肠干。

三、脾

在腹部解剖及离体标本上观察。脾位于左季肋区,与 9～11 肋相对应,长轴与第 10 肋一致。为椭圆形实质器官,分脏、膈两面及上、下两缘。膈面向上与膈相对。脏面对向前内方,与胃、左肾、胰尾、结肠左曲毗邻。脏面近中央处有血管和神经出入之处称为脾门。脾的上缘,有 2～3 个脾切迹,是临床触诊脾的标志。

【临床案例】

患者,女性,56 岁。于 1 年前发现左侧乳房有核桃大小肿块,无不适。半年后肿块发展成如鸡蛋大小,2 个月前发现左侧乳头流出少许恶臭之血性液体。近月来自觉腰痛,有时剧烈难忍,服止痛片无效,查体:左乳房上外侧有约 8 cm×6 cm×5 cm 肿块,表面皮肤明显凹陷,乳头内陷,肿块边缘皮肤呈"橘皮样"改变,肿块不易推动,左侧腋窝可扪及许多硬结,并粘连成块不能活动,左锁骨上也可扪及 2 个蚕豆大小的硬结,尚可活动,左上肢轻度水肿。

问题思考

1. 该病例诊断为何种疾病?

2. 试用解剖学知识解释患者的症状。

解剖学解析

该病例涉及以下解剖学知识点：乳房的形态、结构；淋巴结及淋巴液的回流。诊断：左侧乳腺癌并发转移。

乳房主要由 15～20 个乳腺叶和脂肪组成。每个乳腺叶内有 1 条排出乳汁的输乳管，以乳头为中心呈放射状排列，开口于乳头。在腺叶间有连于皮肤与深面胸筋膜之间垂直行走的纤维束称乳房悬韧带（Cooper 韧带）。由于癌肿逐渐增大即癌细胞浸润乳房悬韧带和输乳管，使之缩短而牵拉皮肤和乳头形成皮肤凹陷和乳头内陷。当癌肿与皮肤广泛粘连，皮肤因毛细淋巴管堵塞而引起局部淋巴水肿时，毛囊处形成许多点状小凹，使之皮肤呈现"橘皮样"症。乳房淋巴非常丰富，癌肿部位的淋巴回流，大部分流至左腋淋巴结，而其输出管汇合成左锁骨下干，另一部分通过肋间淋巴管，沿胸廓内动、静脉排列的胸骨旁淋巴结，其输出管注入左支气管纵隔干、左锁骨下干及左颈干合成左淋巴导管注入左静脉角。颈干注入淋巴导管处，常无瓣膜，淋巴可逆流锁骨上淋巴结，因而在左腋窝及锁骨上扪及之硬结，是癌细胞经淋巴转移而引起的淋巴结肿大，由于肿大的淋巴结相互粘连成团块，不易推动，致使影响淋巴回流和压迫腋静脉，引起左上肢水肿。

【作业】

一、名词解释
1. 乳糜池　2. 脾切迹　3. 局部淋巴结

二、简答题
1. 简述胸导管的起始、走行、注入部位、收集范围。
2. 右淋巴导管收集身体哪些部位的淋巴？
3. 简述脾的形态、位置及功能。

实验二十　视　　器

【实验目的】

1. 掌握内容　眼球壁的层次、分部及形态结构。眼球内容物和名称、位置和结构特征。房水循环的途径。眼球外肌的位置及作用,各肌神经支配。
2. 重点内容　眼球壁的结构、眼折光装置、房水循环。
3. 难点内容　眼球外肌的作用,眼的血管。

【实验准备】

1. 多媒体教学设备。
2. 医学虚拟仿真实验教学中心——数字人解剖系统。
3. 标本　眼肌、眼球瓶装标本。
4. 模型　眼球、眼球外肌模型。
5. 挂图　眼相关挂图。
6. 影像资料　视器。

【实验内容】

视器由眼球和眼副器两部分组成。

一、眼球

使用眼球模型和标本,并对照活体观察以下结构。眼球位于眼眶的前部,近似球形,眼球是由眼球壁及其内容物构成。

(一) 眼球壁
从外向内分为外膜、中膜和内膜三层。

1. 外膜　又称纤维膜,为眼球壁的最外层。可分为前 1/6 角膜和后 5/6 巩膜两部分。
(1) 角膜:占外膜的前 1/6,无色透明,略向前凸,是眼的屈光物质。
(2) 巩膜:占外膜的后 5/6,不透明,乳白色,质地坚韧。

2. 中膜 为眼球血管膜,由前向后分为虹膜、睫状体和脉络膜。

(1)虹膜:位于角膜后方,呈冠状位的圆盘状薄膜。中央有一圆孔,称为瞳孔。虹膜内有两种不同方向排列的平滑肌,即呈环形排列的瞳孔括约肌和呈放射状排列的瞳孔开大肌,分别缩小和开大瞳孔。虹膜把角膜与晶状体、睫状体之间的腔隙分为眼前房和眼后房,在前方内,虹膜和角膜交界处构成虹膜角膜角(前房角)。

(2)睫状体:位于角膜和巩膜移行处内面,是中膜的最厚部分,在通过眼轴的切面上,睫状体断面呈三角形,前 1/3 较肥厚,前部有许多呈放射状排列的突起称为睫状突,并借睫状小带与晶状体相连。

(3)脉络膜:占中膜的后 2/3,外面与巩膜疏松相连,内面紧贴视网膜,具有营养和遮光作用。

3. 内膜 内膜又称视网膜,紧贴于中膜内面,可分为盲部和视部。前者贴于虹膜和睫状体内面;后者贴于脉络膜内面。视网膜分为内、外两层,外侧紧贴于中膜内面为色素上皮层,内层为神经层。在模型及标本上观察视神经盘、黄斑及中央凹。

(二)眼球内容物

包括房水、晶状体和玻璃体。

房水充填于眼房内无色透明液体。房水由睫状体产生后进入后房,经瞳孔流向前房,最后通过前房角渗入巩膜静脉窦。晶状体位于虹膜后方,呈双凸透镜状,无色透明。玻璃体为无色透明胶状物,位于晶状体和视网膜之间。

二、眼副器

包括眼睑、结膜、泪器和眼球外肌等结构,对照活体并结合模型观察。

1. 眼睑 位于眼球前方,上、下各一,分别称为上睑、下睑。上、下睑边缘称为睑缘,睑缘前缘生有睫毛,上、下睑缘间的裂隙称为睑裂,两端结合处名为内眦和外眦,内眦与眼球之间的空隙为泪湖,泪湖底有一小突起,称为泪阜。

2. 结膜 活体观察,结膜为一层薄而透明的黏膜,覆盖在眼睑的内面和巩膜前部的前面,依其所处的部位,可分为睑结膜、球结膜和穹窿结膜三部分。

(1)睑结膜:覆盖于眼睑内面透明的黏膜。

(2)球结膜:贴覆于巩膜前部的前面。

(3)穹窿结膜:睑结膜与球结膜的返折处,此穹窿结膜所形成的隐窝称为结膜穹窿。观察结膜上穹时需翻起上睑,眼球向下转;观察结膜下穹时需外翻下睑,眼球往上转。三部分结膜之间所形成的囊状空隙称为结膜囊。

3. 泪器 由泪腺和泪道组成。

(1)泪腺:在挂图上观察,位于眼眶前外上方的泪腺窝内,有若干排泄小管开口于结膜上穹的外侧部。

(2)泪道:泪道包括泪点、泪小管、泪囊和鼻泪管。① 泪点:活体观察,在上、下睑缘内侧短各有一个小突起,其尖端的小孔。② 泪小管:在模型上观察,上、下泪小管分别起自于上、下泪点,先与睑缘成垂直方向走形,继而转向内侧,开口于泪囊。③ 泪囊:在模型上观察,位于泪囊窝内,上端为盲端,下端移行于鼻泪管。④ 鼻泪管:在模型及颅骨标本上观察,鼻泪管为泪囊下端膜性管,大部分行于骨性鼻泪管中,向下开口于下鼻道前部。

4. 眼球外肌 在模型上观察,包括上睑提肌,四条直肌(上直肌、下直肌、内直肌、外直肌),两条斜肌(上斜肌、下斜肌)。四块直肌起于视神经管周围的总腱环,分别沿着眼眶上、下、内、外侧壁前行,至眼球赤道前方,止于巩膜上、下、内、外侧各部。上、下直肌的作用分别使瞳孔转向内上和内下方。内、外直肌的主要作用分别使瞳孔转向内侧和外侧。上斜肌起自于总腱环,沿眼眶上壁内侧缘前行,至前段穿过一纤维结缔组织构成的滑车,在转向后外,止于眼球赤道后方,作用使瞳孔转向外下方。下斜肌起自眼眶下壁前内侧,止于眼球赤道的后方。作用使瞳孔转向外上方。

三、眼的血管

在模型上观察,眼动脉来自颈内动脉的分支。在行程中发出分支供应眼球、眼球外肌、泪腺和眼睑等。最重要的分支为视网膜中央动脉。视网膜中央动脉在眼球后方穿入视神经,行至视神经盘处穿出并分为四支,即视网膜鼻侧上、下小动脉和颞侧上、下小动脉,分布至视网膜各部,营养视网膜内层。

【临床案例】

患者,男性,41 岁。右眼虹膜睫状体炎反复发作 10 余年,近 2 d 又出现双眼红肿,视物模糊,今因双眼球胀痛,伴头痛、恶心、呕吐而入院。检查发现右眼角膜后有羊脂状沉着物,房水混浊,前房变浅,瞳孔不规则,虹膜广泛后粘连,右眼压升高。

问题思考

1. 该病例诊断为何种疾病?

2. 试用解剖学知识解释患者的症状。

解剖学解析

该病例涉及以下解剖学知识点:房水产生及循环途径。诊断:右眼虹膜睫状体炎急性发作伴继发性青光眼。

正常时,房水由睫状体的睫状突上皮产生,依次经眼球后房、瞳孔、前房、前房角、巩膜静脉窦,最后经眼静脉回流至体循环。房水不断产生,不断回流,维持动态平衡。该患者出现房水循环障碍,眼压升高的原因:① 由于虹膜睫状体炎反复发作,致使虹膜广泛后粘连,后房房水不能经瞳孔流入前房而滞留在后房;其次,由于大量炎性渗出物可以阻塞前房角,导致房水回流障碍,眼压升高。② 由于后房房水潴留,致后房压力升高,使虹膜向前膨隆,导致前房角变窄,或引起虹膜周边前粘连,使眼压更加升高。

【作业】

一、名词解释

1. 虹膜角膜角 2. 视神经盘 3. 黄斑 4. 中央凹

二、简答题

1. 外界光线经过哪些结构才能投射到视网膜上？
2. 简述房水的产生部位及循环途径。
3. 运动眼球的肌有哪些？它们的作用如何？

实验二十一　前庭蜗器

【实验目的】

1. 掌握内容　前庭蜗器的组成和分部。鼓膜的位置、形态与分部。内耳迷路的组成、分部及主要形态结构。
2. 重点内容　鼓室的位置,壁的毗邻。
3. 难点内容　骨迷路的分部及各部的形态结构,膜迷路的分部及各部的形态结构。

【实验准备】

1. 多媒体教学设备。
2. 医学虚拟仿真实验教学中心——数字人解剖系统。
3. 标本　颞骨岩部示鼓室六壁标本,示外耳道、鼓膜、骨迷路标本,示骨半规管、外耳道、鼓膜的标本。
4. 模型　示外耳、中耳、内耳的分部和形态及鼓室位置、结构和毗邻的模型;骨和膜半规管的模型;听小骨模型。
5. 挂图　示前庭蜗器全貌模式图,鼓膜图,鼓室内侧壁模式图,鼓室外侧壁模式图,听小骨模式图,骨迷路模式图,膜迷路模式图,耳蜗模式图。
6. 影像资料　前庭蜗器的解剖。

【实验内容】

一、外耳

包括耳郭、外耳道和鼓膜三部分。
1. 耳郭　在人体上对照教材及插图互相观察。
2. 外耳道　结合人体和耳的模型观察,外耳道是外耳门至鼓膜之间长约 2.5 cm 的弯曲管道。观察外耳道分部和弯曲。
3. 鼓膜　在模型和瓶装标本上观察,可见鼓膜位置倾斜,与水平面成 45°,鼓膜可分为上 1/4 的松弛部和下 3/4 的紧张部。松弛部活体呈红色。紧张部活体呈灰白色,其前下方有一个三角形反光区,称光锥。鼓膜凸面对向鼓室,与锤骨柄紧密附着,凹面对向外耳道,凹面中心为鼓膜脐。

二、中耳

包括鼓室、咽鼓管、乳突小房三部分。在中耳模型上观察其解剖位置。

1. 鼓室 颞骨岩部内的一个形状不规则的含气腔隙。室壁覆有黏膜,此黏膜与咽鼓管及乳突小房内的黏膜相续。在颞骨锯开标本和解剖标本上观察鼓室的位置、形态、鼓室六壁的毗邻、岬、前庭窗、蜗窗、面神经管凸、乳突窦、乳突小房、咽鼓管的位置与连接。

(1) 鼓室的六个壁:主要示教内、外侧壁。外侧壁又称鼓膜壁,以鼓膜与外耳道相隔;内侧壁又称迷路壁,即内耳外侧壁,此壁凹凸不平,中部有圆形隆起,名岬。鼓岬的后上方有卵圆形孔,名前庭窗,被镫骨底封闭。岬的后下方有圆形小孔,名蜗窗。在活体上有膜封闭,称为第二鼓膜。

(2) 鼓室内容物:主要为听小骨。三块听小骨分别称锤骨、砧骨和镫骨,观察三骨的形态大小,在模型上观察三块听小骨的连结。

2. 咽鼓管 对照模型观察,咽鼓管为沟通中耳鼓室和鼻咽部的管道。

3. 乳突小房 为颞骨乳突内的许多含气小腔,这些小腔互相交通,向前经乳突窦与鼓室相通。

三、内耳

内耳埋藏在颞骨岩部骨质内。由骨迷路和膜迷路构成。在内耳模型上观察:骨迷路和膜迷路的关系;骨迷路各部及膜迷路各部,各自的相互关系;复查前庭外侧壁的前庭窗和蜗窗。

1. 骨迷路 在模型上观察,可见骨迷路是颞骨岩部骨质中曲折的隧道。按形态、部位可分骨半规管、前庭和耳蜗三部分。

(1) 骨半规管:三个半环形的小管,分别称前骨半规管、后骨半规管和外骨半规管。三个半规管互相垂直排列在三个平面上。三个骨半规管以五个脚与前庭相通。

(2) 前庭:骨迷路中部较大的椭圆形结构,外侧壁有前庭窗和蜗窗。

(3) 耳蜗:形如蜗牛壳,由一骨性蜗螺旋管环绕蜗轴(耳蜗中心的骨轴)旋转两圈半构成,蜗壳的尖端称蜗顶,朝向前外方,基底部称蜗底,有蜗神经穿出。

2. 膜迷路 套在骨迷路内的膜性管和囊,可分为椭圆囊、球囊、膜半规管和蜗管。观察位置、分部及连通关系。

【临床案例】

患者,女性,46岁,主诉"右耳反复流脓伴听力下降20年"入院。患者20年前因有右耳进水后出现急性中耳炎,当时右耳流脓,药物治疗后耳流脓症状缓解。20年来,患者每于感冒或耳进水后出现右耳流脓,且自觉听力下降明显。发病过程中,无面瘫及眩晕。入院查体:右耳鼓膜紧张部后上边缘性穿孔,鼓室内可见白色豆渣样物。纯音测听:右耳传导性听力下降。颞骨CT:右侧鼓室、鼓窦内可见密度增高影,周边骨质破坏整齐,听小骨部分破坏。入院后完善各项检查,于全身麻醉下行右耳完壁式鼓室成形术+人工听小骨植入式。术中行耳后切口,外耳道横行切口进入耳道,掀起残余鼓膜,去除鼓室内胆脂瘤组织。探查听骨链,见砧骨烂失,镫骨板上结构存在。去除听骨链周边肥厚黏膜及上皮组织,取人工听小骨修剪后架于镫骨之上。制作鼓膜移植床,取颞肌筋膜修补鼓膜。外耳道填塞抗生素纱条,耳后间断缝合,结束手术。

问题思考

试用解剖学知识解释患者的症状。

解剖学解析

该病例涉及以下解剖学知识点:中耳的结构与特点、鼓膜解剖特点、听小骨解剖特点。

化脓性中耳炎是化脓性致病菌侵入而引起中耳黏膜的感染,常扩展到乳突小房引起乳突炎。其感染途径有三:① 咽鼓管途径,最常见。上呼吸道感染、某些传染病、不适当的诊疗或擤鼻涕、在污水中游泳,细菌可经咽鼓管侵入中耳,引起本病。因小儿咽鼓管较成人短、粗、平,故该病好发于儿童。② 鼓膜途径。不洁的鼓膜穿刺术、鼓膜置管及鼓膜外伤,可导致细菌经外耳道穿鼓膜侵入中耳。③ 血行感染,极少见。若引流不畅,致病菌毒力强,患者抵抗力差,可发展为乳突炎。中耳炎初期主要为鼓室黏膜充血肿胀及咽鼓管咽口阻塞,使鼓室内空气吸收变为负压、耳鸣、听力减退;继而鼓膜增厚,鼓室内化脓,随着脓液增多而压力增加,导致耳痛,鼓膜穿孔前为搏动性痛或刺痛,鼓膜穿孔流脓后耳痛可减轻。有全身症状,儿童较重。鼓膜穿孔后全身症状可减轻。治疗:及早应用足量抗生素控制感染,不同时期用不同药物滴耳,鼓膜穿孔时吸脓,治疗原发病如鼻咽部疾病。急性化脓性中耳炎如果没有得到及时、合理、彻底治疗,经6~8周后仍不痊愈,就演变成慢性化脓性中耳炎。

【作业】

一、名词解释

1. 反射光锥 2. 螺旋器 3. 壶腹嵴

二、简答题

1. 中耳鼓室六个壁分别是什么?
2. 内耳位于何处? 有哪些重要结构?

实验二十二 脊髓和脑干

【实验目的】

1. 掌握内容 脊髓的外形及其结构。脑干的组成、外形及各部的主要结构。
2. 重点内容 脊髓的内部结构。脑干的内部结构。
3. 难点内容 脊髓灰质的板层结构。脊髓节段与椎骨的对应关系。脑干内脑神经核团的分布。

【实验准备】

1. 多媒体教学设备。
2. 医学虚拟仿真实验教学中心——数字人解剖系统。
3. 标本 打开椎管后壁的脊髓标本,离体脊髓标本,脊髓横切面标本。
4. 模型 脊髓节段模型。
5. 挂图 神经系统全貌模式图,脊髓模式图,脑干核团分布图,脑干外形图,脑干典型切面模式图。
6. 影像资料 脑干的解剖。

【实验内容】

一、脊髓的位置和外形

在离体的脊髓标本上观察:颈膨大,腰膨大,脊髓圆锥,终丝,马尾,脊神经前、后根的关系,沟和裂。

在离体或去掉椎管后壁的标本上观察,可见脊髓位于椎管内,呈前后稍扁的圆柱形,上端与延髓相续(已切断),下端缩细呈圆锥形,称脊髓圆锥。自圆锥的尖端向下延伸为一根细丝,称为终丝。脊髓全长有两个梭形膨大部分。上方的称颈膨大,由此发出的神经支配上肢。下方的称腰骶膨大,由此发出的神经支配下肢。

脊髓表面有前正中裂和后正中沟,把脊髓分为左、右对称的两半,在脊髓两侧,分别有前外侧沟和后外侧沟。在前、后外侧沟内有成对的根丝出入,按位置分为前根和后根。每一对脊神经的前、后根丝在椎间孔处合成脊神经。在合并之前,后根上有一个膨大的部分是脊神经节,内含假单极神经元胞体。

在脊柱去椎板的标本上观察,成人脊髓下端达第 1 腰椎水平(新生儿可达第 3 腰椎水平)。由此可见,脊髓比椎管短。因此,脊神经根丝在颈部几乎是横行穿过椎间孔,在颈部以下的脊神经根丝下行一段才达相应序号的椎间孔,腰、骶、尾段的神经根在出相应的椎间孔之前,在椎管内垂直下降,围绕终丝形成马尾。

与脊髓相连的脊神经有 31 对,故脊髓也相应分为 31 个节段：8 个颈段、12 个胸段、5 个腰段、5 个骶段、1 个尾段。各个节段并非等长,从标本上看脊髓胸部节段最长,脊髓尾部节段最短。

二、脊髓的内部结构

在脊髓的横断面厚片上或脊髓放大图上观察。根据横径,前、后径及前正中裂和后正中沟,首先确定方位,再观察内部结构,切面上中间颜色较浅部分是灰质,周围颜色较深的部分是白质(在新鲜标本上灰质颜色灰暗,白质鲜亮发白)。

1. 灰质　居脊髓中央部,略呈"H"形,"H"形的中央部分称灰质连合,其中央有一小孔,是脊髓中央管的横断面,灰质的外侧前端扩大的部分为前角,向后突出的部分称为后角。前、后角之间的移行部分称为中间带。在第 1 胸节段到第 3 腰节段,中间带向外侧突出形成侧角。从脊髓整体看,前、后、侧角上、下连续成柱,故又称前柱、后柱、侧柱。

2. 白质　位于灰质外周,每侧被脊髓的沟裂分成三部分。在前正中裂与前外侧沟之间的部分称前索,位于前、后外侧沟之间的部分称外侧索,位于后正中沟与后外侧沟之间的部分称后索。前正中裂与灰质连合之间的白质称白质前连合。

在脊髓后索,内侧的部分是薄束,外侧的部分是楔束。在脊髓外侧索,后方有皮质脊髓侧束,前方有脊髓丘脑侧束。在脊髓前索,内侧有皮质脊髓前束(不超过中胸节),前方有脊髓丘脑前束。

三、脑干的外形

在脑干标本或模型上观察,脑干由下往上依次为延髓、脑桥和中脑三部分组成。

1. 脑干的腹侧面　延髓腹侧面的上部略膨大,形似倒置的圆锥体,借一横沟与脑桥分隔,下部较细,通过枕骨大孔与脊髓相连续,在延髓正中线上有前正中裂。裂的两侧有前外侧沟。在裂与沟之间有两条纵行隆起,称锥体。内有皮质脊髓束经过,在锥体下端,左、右两侧的纤维大部分相互交叉称为锥体交叉。在锥体外侧,有舌下神经的根丝发出,在舌下神经根丝后方的沟内,由上而下有舌咽神经、迷走神经和副神经的根丝附着。

脑桥腹面膨隆宽阔为基底部。脑桥向两侧逐渐变窄,移行为小脑中脚。基底部与小脑中脚交界处可见三叉神经的根丝附着。基底部在正中线上有一条纵行浅沟,称基底沟,有基底动脉经过。基底部与延髓之间的横沟内由内侧向外侧依次有展神经、面神经、前庭蜗神经的根丝附着。

中脑腹侧面上界为视束,下界为脑桥上缘,主要有两条纵行的柱状结构,称为大脑脚,内有锥体束等经过,两脚间的深窝称脚间窝,由脚间窝伸出一对动眼神经。

2. 脑干的背侧面　延髓背侧面上部为第四脑室底的下部,在延髓下部,有膨大的隆起分别为薄束结节和楔束结节,其深面有薄束核和楔束核。楔束结节外上方的隆起为小脑下脚。

脑桥背侧面形成第四脑室底的上部。第四脑室底呈菱形故称菱形窝。菱形窝的外上界为小脑上脚。

中脑的背侧面,有两对圆形隆起,总称四叠体或顶盖。上方一对隆起为上丘,下方的一对为下丘。在下丘的下方,有很细的滑车神经走出,它绕大脑脚由背侧走向腹侧。

四、脑干的内部结构主要在有机玻璃脑干模型上观察(示教)

【临床案例】

王某,男性,21岁,打架时被人在背后刺了一刀致脊髓损伤。10个月后复查:左下肢随意运动消失,肌张力增高,腱反射亢进,巴宾斯基征(+),无明显肌萎缩;右侧躯干肋弓以下和右下肢的痛觉、温度觉丧失,本体觉和触觉基本正常;左侧躯干剑突平面下和左下肢位置觉丧失。

问题思考

试用解剖学知识解释患者的症状。

解剖学解析

该病例涉及以下解剖学知识点:脊髓的构造、脊髓不同部位损伤的症状。

该患者主要症状为左侧下半身痉挛性瘫痪、本体感觉和精细触觉障碍,对侧下半身痛觉、温度觉丧失,根据病史和患者的症状和体征,可推断该患者为脊髓传导束损伤,并初步确定是由中段胸髓左侧半横切性损伤所致,即布朗-塞卡尔综合征。因左侧剑突平面以下本体感觉丧失,根据本体感觉传导束在脊髓内为同侧走行,可推断为第6胸神经功能障碍,左侧第6胸椎节段左侧半薄束损伤,而损伤部位在第4胸椎;左下肢痉挛性瘫痪则是由于左侧皮质脊髓侧束受损;右侧肋弓平面以下痛觉、温度觉丧失,相当于第8胸椎节段支配平面,根据脊髓丘脑束可在上升或下降1~2个脊髓节段后从白质前连合向对侧投射,可推断左侧第6脊髓节段脊髓丘脑束损伤。患者无明显的肌肉萎缩,说明该患者为中枢性瘫痪。因此,推断该患者为左侧第4胸椎平面、第6胸髓节段半横断损伤。

【作业】

一、名词解释

1. 马尾　　2. 锥体交叉　　3. 内侧丘系交叉

二、简答题

1. 简述脊髓的内部结构。
2. 面神经丘和听结节内各有什么结构?
3. 简述脑神经核的分类和名称。

实验二十三 小脑、间脑和端脑

【实验目的】

1. 掌握内容　小脑的形态、小脑齿状核的位置和形态。间脑的位置与分部（垂体的位置和形态）。背侧丘脑的形态，下丘脑的位置和组成。端脑的分叶和主要沟回的位置。第Ⅰ躯体运动区、感觉区、视区、听区、各语言中枢的位置。基底核的组成，内囊的位置、分部。端脑的分叶和主要沟回的位置。

2. 重点内容　语言中枢，内囊的位置、分部。

3. 难点内容　内囊及其周围结构的毗邻关系和穿行纤维束。

【实验准备】

1. 多媒体教学设备。

2. 医学虚拟仿真实验教学中心——数字人解剖系统。

3. 标本　全脑正中矢状切标本，分离小脑标本，小脑水平切标本（示小脑核），示小脑三对脚的脑干连小脑标本，间脑标本，端脑水平切标本。

4. 模型　全脑模型，脑干模型。

5. 挂图　全脑正中矢状切模式图，小脑图，小脑水平切标本（示小脑核）图，间脑核团模式图，端脑外形模式图，第Ⅰ躯体运动区模式图，第Ⅰ躯体感觉区模式图，内囊穿行纤维束模式图。

6. 影像资料　中枢神经系统的解剖。

【实验内容】

一、小脑

在脑模型和正中矢状切面标本上观察。小脑位于颅后窝中，由两侧隆起的小脑半球和中间缩窄的小脑蚓组成。小脑半球下面靠近小脑蚓的椭圆形隆起部分，称小脑扁桃体，其位置恰好在枕骨大孔上方。在小脑横切面标本上观察其表面为灰质，称小脑皮质；内部色浅为白质，称小脑髓质。白质内埋有灰质块，称小脑核，其中最大的为齿状核。

二、间脑

在脑模型、脑正中矢状切面的标本和脑干标本上观察。间脑位于端脑和中脑之间,绝大部分被大脑半球覆盖,间脑中间有一矢状裂隙称为第三脑室。间脑可分为背侧丘脑(丘脑)、下丘脑、后丘脑三部分。

1. 背侧丘脑 间脑的最大部分,从脑干标本和模型上观察,可见它位于中脑上方,为卵圆形的灰质块,其外侧紧贴内囊,内侧面为第三脑室侧壁的一部分,前下方邻接下丘脑。两者之间以下丘脑沟为界。

2. 后丘脑 位于背侧丘脑后下方,包括内侧膝状体和外侧膝状体。内侧膝状体接受听觉纤维,是听觉传导路的中继站。外侧膝状体接受视束纤维,是视束传导路的中继站。

3. 下丘脑 位于背侧丘脑的前下部,从脑底面观察,可见前部视交叉及行向后外方的视束。视交叉后方有单一的细蒂,称为漏斗。漏斗向前下方连于卵圆形的垂体。

三、端脑

在端脑水平切面上观察。辨认胼胝体,侧脑室切面,背侧丘脑,豆状核(壳、苍白球),屏状核的位置关系;内囊前肢、膝部、后肢的位置。在端脑冠状面上观察。大脑皮质、胼胝体、联络纤维、穹隆、侧脑室、第三脑室。背侧丘脑、尾状核体、内囊、豆状核和屏状核等。

1. 大脑半球的外形 在完整脑标本和模型上观察,可见左、右两个大脑半球,两个半球间有大脑纵裂,裂底有连结两个半球的结构称胼胝体。半球表面为大脑皮质,大脑皮质上有许多沟,沟之间凸起部称大脑回。每个半球可分为上外侧面、内侧面和下面。

大脑半球的分叶:在大脑半球上外侧面有一由前下方走向后上方的深沟,称为外侧沟。自半球上缘中点稍后方有一条由后上走向前下的沟,称为中央沟。半球内侧面后部由前下方走向后上方的深沟称为顶枕沟。根据上述各沟可将大脑半球区分为五叶:额叶(外侧沟以上、中央沟以前的部分),顶叶(外侧沟以上、中央沟以后与顶枕沟以前的部分),枕叶(顶枕沟以后的部分),颞叶(脑外侧沟以下),岛叶(在外侧沟的深处)。

大脑半球上外侧面的沟和回:在中央沟之前有中央前沟,两者之间为中央前回。在中央沟之后有中央后沟,两者之间为中央后回。隐藏在外侧沟深处下壁上有 2~3 个横走的短回,称颞横回。

大脑半球内侧面的沟和回:在胼胝体上方有一沟称扣带沟。扣带沟与胼胝体之间称扣带回。胼胝体后下方有弓形走向枕极的沟称距状沟。位于颞叶最内的回称海马旁回。海马旁回向前弯成钩状称钩。胼胝体和背侧丘脑的前端之间有一孔,称为室间孔,是侧脑室与第三脑室相通的孔道。扣带回、海马旁回及钩,它们呈半环形,位于大脑与间脑的边缘处,故称边缘叶。

大脑半球下面:由前部的额叶、中部的颞叶、后部的枕叶构成。在额叶下面前内侧有一椭圆形的嗅球,它的后端变细为嗅束。

2. 大脑半球的内部结构 大脑皮质和髓质:在大脑半球上部的水平切面上观察,可见其周边部分颜色较深,为大脑皮质;中央部分颜色较浅为大脑髓质,此处髓质主要由胼胝体纤维所构成。在大脑半球较低水平切面上观察,可见胼胝体纤维大部分横行,在前后端则呈钳状走向两侧额极及枕极。胼胝体为连合左、右大脑半球的主要纤维束。

基底核与内囊：在大脑半球中部的水平切面上观察，可见髓质中包埋着灰质团块。它们接近大脑底部，故名基底核。借助大脑分离标本和有机玻璃脑干模型观察，可见位于背侧丘脑前、上、外、后方的尾状核和在背侧丘脑外侧的豆状核。尾状核与豆状核合称纹状体。

在水平切面上位于尾状核、背侧丘脑与豆状核间有">＜"形的白质区，称为内囊。内囊由前向后分为内囊前肢、内囊膝和内囊后肢。经内囊前肢的投射纤维主要有额桥束。经内囊膝的投射纤维主要有皮质脑干（核）束。经内囊后肢的投射纤维主要有皮质脊髓束、丘脑皮质束。在后肢的后面有视辐射和听辐射通过。

侧脑室：在大脑半球中部水平切面上观察，可见前部有一呈倒"八"字的裂隙；后部有一呈"人"字的裂隙，此即为侧脑室。前者为伸入额叶内的前角；后者为伸入枕叶内的后角。观察侧脑室全貌，可借助脑室模型（或侧脑室特殊标本）。它分为中央部、前角、后角和下角四部分。

【临床案例】

患者，女性，40 岁，因突然晕倒，被家属送到医院，约 5 h 后苏醒。经检查发现，患者面部右眼裂以下面肌瘫痪，伸舌时舌尖偏向右侧，舌肌未见萎缩，咽、喉部肌正常，可发音，但是只能发出无规则的语言；右上肢痉挛性瘫痪，随意运动受损，肌张力增加，腱反射亢进。

问题思考

试用解剖学知识解释患者的症状。

解剖学解析

该病例涉及以下解剖学知识点：上运动神经元损伤、语言中枢分布及损伤后的症状。

该患者面部右眼裂以下面肌瘫痪而面上部面肌正常，右侧舌肌瘫痪，右侧肢体痉挛性瘫痪，这些均表明为上运动神经元损伤。同时，因仅出现右上肢瘫痪而未有右下肢瘫痪，应属于左侧大脑皮质的运动中枢的中央前回下部受损。左侧大脑半球为优势半球，对语言的形成起决定性作用，其中央前回下部皮质的前方为运动性语言中枢的位置，此区受损后，发音功能虽然正常，但是丧失了说话能力。故推断该患者属于运动性失语症，可能因支配此区域的大脑中动脉分支形成血栓所致。

失语症是由大脑皮层语言中枢受损或变性引起的语言功能障碍，表现为文字语言（或非语言的相等功能）理解和/或表达上的功能缺陷或功能丧失。大多数人的语言功能主要位于左侧大脑半球内、在颞叶的后上部、相邻的顶叶下部、额叶的下外侧部位以及这些部位间的皮层下联络结构，这个大致呈三角形的区域任何部分的损害（梗死、肿瘤、外伤或变性等）都会妨碍语言功能的某些方面。呐吃、发音口齿不清（构音障碍）是由运动通路障碍所造成，不是由于皮层语言中枢障碍所引起。

感受性（感觉性）失语的功能障碍是在于文字言语的理解以及对有关的听觉、视觉或触觉信号的辨认。感受性失语有若干亚型，包括 Wernicke 失语症：患者能流利讲述正常话语，时常夹杂一些无意义的语音，但患者对其意义与相互关系全无理解，结果是一堆杂乱的言语，或语词杂拌。失读症是对书写或印刷的文字丧失阅读能力。

位于面与舌运动区前的额下回（Broca 区）的损害引起表达性（运动性）失语，患者对语言文字的理解与构思能力都相对保存,但运用语言文字来表达的能力却发生障碍,通常表达性失语既妨碍口语(口语困难),又影响书写(失写或书写困难)。命名性失语是指不能讲出物件的正确名称,可以起源于感受性或表达性障碍,使口语增添意义的韵律与语调的功能通常是受双侧大脑半球的影响,但有时候单独受右侧半球支配。

【作业】

一、名词解释
1. 小脑扁桃体　2. 基底核　3. 内囊

二、简答题
1. 简述内囊内纤维束的分布。
2. 简述语言中枢的位置和临床意义。
3. 简述背侧丘脑的核团分布。

实验二十四　中枢神经传导通路

【实验目的】

1. 掌握内容　全身浅感觉的传导路、躯干和四肢意识性的本体感觉传导通路、锥体系运动传导通路。
2. 重点内容　本体感觉传导通路，痛觉、温度觉和粗触觉传导通路，锥体系。
3. 难点内容　上、下运动神经元的概念及损伤后引起瘫痪的特点。

【实验准备】

1. 多媒体教学设备。
2. 医学虚拟仿真实验教学中心——数字人解剖系统。
3. 标本　打开椎管后壁的脊髓标本，脑干代表切面，全脑标本。
4. 模型　躯干、四肢意识性的本体（深）感觉传导路模型，躯干、四肢的浅感觉传导通路模型，视觉传导通路和瞳孔对光反射通路模型，锥体系模型。
5. 挂图　躯干、四肢意识性的本体（深）感觉传导通路模式图，躯干、四肢的浅感觉传导通路模式图，视觉传导通路和瞳孔对光反射通路模式图，锥体系模式图，锥体外系模式图，听觉传导通路模式图。
6. 影像资料　中枢神经传导通路。

【实验内容】

在观察传导通路之前，分别介绍每个传导通路各切面，并在各切面上复习有关的重要灰、白质结构及位置，同时介绍各种颜色的塑料丝（或线）和塑料珠分别代表什么传导束和神经元。

一、感觉传导路

1. 躯干、四肢意识性的本体（深）感觉传导路　该通路由三级神经元组成。第 1 级神经元的胞体位于脊神经节内（假单极神经元）。其周围突随着脊神经分布至四肢和躯干的肌、腱，关节的本体感受器，皮肤。中枢突经后根进入脊髓同侧后索中上行。其中来自脊髓第 4 胸节以下的纤维形成薄束,来自第 4 胸节以上的纤维形成楔束。两束上行至延髓,分别在薄束核和楔束核中换第 2 级神经元。其发出纤维向前绕过中央管的腹侧,在中线上与对侧交叉,称为内侧丘系交叉。交叉后的纤维在中央管两侧上行,称为内侧丘系,经脑桥和中脑,止于背侧丘脑,换第 3 级神经元。其发出纤维组成丘脑皮质束,经内囊后肢投射到中央后回的上 2/3 和中央旁小叶的后部。

2. 躯干、四肢的浅感觉传导路　该通路由三级神经元组成。第 1 级神经元是脊神经节细胞,其周围突随着脊神经分布至躯干和四肢皮肤内的感受器,中枢突经后根进入脊髓上升 1～2 个节段进入灰质后角中换第 2 级神经元。它们发出纤维经中央管前方的白质前连合交叉到对侧。其中一部分纤维进入外侧索上行,组成脊髓丘脑侧束(传导痛觉、温觉),另一部分纤维进入前索上行,组成脊髓丘脑前束(传导粗触觉)。两束向上经延髓、脑桥和中脑止于背侧丘脑,换第 3 级神经元。它们发出纤维组成丘脑皮质束,经内囊后肢投射到中央后回上 2/3 和中央旁小叶的后部。

3. 头面部的浅感觉传导路　由三级神经元组成。第 1 级神经元的胞体位于三叉神经节内,其周围突经三叉神经分布于头面部皮肤和黏膜的感受器,中枢突经三叉神经根入脑桥,分成短的升支和长的降支(三叉脊髓束)。升支传导触觉,止于三叉神经脑桥核;降支传导痛觉、温度觉,止于三叉神经脊束核。在核中换第 2 级神经元。其发出纤维交叉至对侧组成三叉丘系,向上止于背侧丘脑,换第 3 级神经元。它们发出纤维参与丘脑皮质束,经内囊后肢,投射到中央后回下部。

4. 视觉传导路　用视觉传导通路模型,结合视觉传导图观察。视觉传导通路的感受器为视网膜内的视锥细胞和视杆细胞。第 1 级神经元和第 2 级神经元分别是视网膜中的双极细胞和神经节细胞,神经节细胞的轴突在视神经盘处集合向后行,出眼球组成视神经,其中来自视网膜鼻侧半的纤维在视交叉内交叉到对侧;而来自视网膜颞侧半的纤维在视交叉处不交叉走向同侧,与对侧视交叉过来的纤维共同组成视束。视束纤维绕过大脑脚,多数纤维终于外侧膝状体,换第 3 级神经元。其发出的纤维组成视辐射经内囊后肢,投射到枕叶距状沟上、下的皮质,即视觉中枢。

二、运动传导路

1. 锥体系

(1) 皮质脑干(核)束:中央前回下部的锥体细胞的轴突集合组成皮质脑干(核)束,在大脑水平切面上经内囊膝部,下行至脑干。其中一部分纤维终止于两侧的躯体运动核(动眼神经核、滑车神经核、展神经核、三叉神经运动核,支配上部面肌的面神经核、疑核和副神经核)。另一束纤维下行至脑桥下部,止于对侧的面神经核下部和舌下神经核。面神经核上部接受双侧皮质脑干束纤维,其轴突参与组成面神经运动纤维,支配面上部表情肌,面神经核下部只接受对侧的皮质脑干束纤维,其轴突也参与组成面神经运动纤维,支配同侧面下部表情肌,舌下神经核也只接受对侧的皮质脑干束纤维,其轴突组成舌下神经,支配同侧舌肌。

(2) 皮质脊髓束:中央前回上、中部和中央旁小叶前部皮质的锥体细胞的轴突集合组成皮质脊髓束。在大脑水平切面上,皮质脊髓束经内囊后肢的前部,下行经中脑、脑桥至延髓,构成锥体。在锥体下端,大部分纤维左右交叉后下降至脊髓外侧索中形成皮质脊髓侧束。皮质脊髓侧束在下降中陆续直接或间接止于各节的前角运动细胞。在锥体下端没有交叉的纤维下行入脊髓前索，形成皮质脊髓前束，逐节经白质前连合交叉至对侧前角运动细胞。前角运动细胞的轴突参与组成前根脊神经的运动纤维，支配躯干和四肢骨骼肌。

2. 锥体外系　结合挂图和模型，认识锥体外系的组成。

【临床案例】

李某，男性，69岁，有高血压史，3 d前因情绪激动，突然昏倒不省人事，经医院抢救，逐渐苏醒，查体：左侧上、下肢呈痉挛性瘫痪，肌张力增高，腱反射亢进并出现病理反射。左侧眼裂下面部表情肌瘫痪，左鼻唇沟消失，嘴歪向右侧，左侧舌肌瘫痪，伸舌时舌尖偏向左侧。左半身（包括面部）浅、深感觉全部消失。双眼视野出现左侧偏盲（患者看不见左边的物象）。

问题思考

1. 该患者诊断为何种疾病？
2. 试用解剖学知识解释患者的症状。

解剖学解析

该病例涉及以下解剖学知识点：神经传导通路、内囊的构成及纤维走行。诊断：右侧内囊出血。

左侧上、下肢痉挛性瘫痪，肌张力增强，腱反射亢进以及病理反射阳性，是上运动神经元（皮质脊髓束）损伤的表现。由于大脑皮质对脊髓失去控制作用，而出现肌张力增强，痉挛性瘫痪和腱反射亢进。

面部和舌的体征是皮质脑干（核）束受损伤产生的上运动神经元病变的表现，因为面神经核下部和舌下神经核只接受对侧皮质脑干（核）束的神经纤维支配，故一侧的上运动神经元（皮质脑干束）病损后，可出现对侧眼裂以下面部表情肌和舌肌半侧瘫痪。下运动神经元对肌有营养作用，现下运动神经元未损伤，因此，肌可以不出现萎缩。

左侧浅、深感觉消失，是由于管理感觉的纤维左右交叉形成脊髓丘脑束、三叉丘系和内侧丘系，然后都在内囊处集中形成丘脑皮质束，最后投射到中央后回，因此，当一侧内囊中的丘脑顶叶束受损时，可使另一侧的浅、深感觉消失。

双眼视野左侧偏盲是由于右侧视辐射（或右视束）受损而产生左侧视野偏盲（患者看不见左边的物象）。

患者年龄较大，并有高血压和突然昏迷等病史，结合上述体征分析，诊断为脑出血，病变部位在右侧内囊。因为右侧内囊是管理对侧运动、感觉和视野的纤维束最集中的部位，如此处血管由于高血压而突然破裂出血，血肿可损害上述这些纤维束的功能，于是出现三偏症状。

【作业】

一、名词解释

1. 锥体系　2. 锥体外系　3. 三叉脊髓束

二、简答题

1. 简述角膜反射途径。
2. 试述躯干和四肢的痛觉、温度觉和粗触觉传导路。
3. 试述躯干和四肢的意识性本体感觉和精细触觉传导路。

实验二十五 脑和脊髓的被膜、血管及脑脊液循环

【实验目的】

1. 掌握内容 脑和脊髓被膜的层次名称。脑室的名称、位置,硬膜外腔、蛛网膜下隙、蛛网膜粒、脑膜窦、终池、小脑延髓池的概念。脑脊液的循环途径。颈内动脉主要分支名称。大脑中动脉的分布范围,大脑动脉环的位置、组成。
2. 重点内容 脑和脊髓被膜的层次。脑脊液的循环途径。
3. 难点内容 大脑动脉环的组成。

【实验准备】

1. 多媒体教学设备。
2. 医学虚拟仿真实验教学中心——数字人解剖系统。
3. 标本 脊髓带被膜标本,脊髓及椎管横断面标本,脑水平切面示侧脑室标本,脑正中矢状切面标本,整脑标本(示脑底部血管),脑血管铸型标本。
4. 模型 脊髓被膜模型,脑血管模型。
5. 挂图 脑与脊髓被膜图,脑血管图,脑脊液循环途径图。
6. 影像资料 脑脊膜、脑血管、脑脊液循环。

【实验内容】

一、脑和脊髓被膜

1. 脊髓被膜 利用带被膜的离体脊髓标本和打开椎管的原位脊髓标本及模型进行观察,脊髓的被膜由外向内依次为硬脊膜、蛛网膜和软脊膜。

硬脊膜:在离体标本上观察可见硬脊膜坚韧致密,呈圆筒状包围脊髓,上端附于枕骨大孔的边缘,与硬脑膜相续;下端于第 2 骶椎水平以下变细,包裹终丝,附于尾骨。硬脊膜与椎管骨膜之间的腔隙称为硬膜外腔。

脊髓蛛网膜:翻开硬脊膜可见其深面有一层薄而透明的膜即蛛网膜。通常蛛网膜与硬脊膜相贴,两者之间潜在的间隙为硬膜下隙。脊髓蛛网膜向上与脑周围的蛛网膜直接

相连续,在下端也包绕脊髓和马尾达第 2 骶椎水平。蛛网膜与其深面的软脊膜之间的空隙即蛛网膜下隙。

软脊膜:在蛛网膜深面紧紧贴附在脊髓表面而难以分开的一层即软脊膜,深入脊髓的沟裂之中。

2. 脑的被膜　在保留蛛网膜和软脑膜的完整脑标本上观察,脑的被膜从外向内也分为三层,即硬脑膜、脑蛛网膜、软脑膜。

硬脑膜:在取出脑的颅腔标本上观察,可见贴附在颅骨内面为一层较厚的坚韧致密的膜,即为硬脑膜。此膜外面粗糙,内面光滑。在颞部撕开硬脑膜对光亮处观察,可见脑膜中动脉的分支。硬脑膜在相当于矢状缝处有一形如镰刀状并向下垂的皱襞称为大脑镰,伸入大脑纵裂中;在相当于横窦沟处的硬脑膜伸入大、小脑之间,称为小脑幕。硬脑膜在某些部位两层分开,形成硬脑膜窦:① 上矢状窦:位于大脑镰的上缘。② 直窦:在大脑镰与小脑幕连接处。③ 横窦:位于颅骨横窦沟内。④ 乙状窦:位于乙状窦沟内。

脑蛛网膜:位于硬膜的深面,是一层透明的薄膜,跨越脑和脊髓的沟裂。在上矢状窦两旁,蛛网膜部分向上矢状窦突入,形成蛛网膜粒。蛛网膜与软膜间的空隙称为蛛网膜下隙。此腔主要在两处变大,其一在小脑与延髓之间称为小脑延髓池,另一个在脊髓末端与第 2 骶椎水平之间的一段称为终池。

软脑膜:在剥离部分脑蛛网膜的标本上观察可见紧贴于脑表面的一层薄膜,并伸入沟裂之间,此即软脑膜。软脑膜还参与构成脉络丛,脉络丛能产生脑脊液。取脑室标本观察,可见在侧脑室、第三脑室和第四脑室内,呈长索条葡萄状的细突起即脉络丛。

二、脑室及脑脊液循环

在正中矢状切脑和脊髓带被膜的标本上观察侧脑室、第三脑室、第四脑室、中脑水管。脑和脊髓的蛛网膜下隙构成完整的腔隙,容纳脑脊液。

1. 脑室　脑内的腔隙,包括侧脑室、第三脑室和第四脑室。侧脑室位于大脑半球内,左右各一。第三脑室为两背侧丘脑、下丘脑之间的裂隙。第四脑室位于脑桥、延髓与小脑之间。

2. 脑脊液　由各脑室内脉络丛产生,其中以侧脑室脉络丛产生脑脊液量最多(约95%)。通过脑脊液循环教学录像,掌握脑脊液的循环途径。

三、脑和脊髓的血管

(一) 脑的血管

1. 脑的动脉　脑的血管来源于颈内动脉和椎动脉,在脑血管铸型标本和整脑标本上观察左、右椎动脉与基底动脉,观察其行程与分支。

(1)椎动脉:在颈深层标本上观察,椎动脉起自锁骨下动脉,向上依次穿经第6至第1颈椎横突孔,向内弯曲经枕骨大孔进入颅腔。在脑血管标本上观察,在延髓和脑桥交界处两侧椎动脉汇合成基底动脉。基底动脉的主要分支:小脑下前动脉、小脑上动脉、大脑后动脉。

(2)颈内动脉:颈内动脉经颈动脉管进入颅内,通过海绵窦,在视交叉外侧,分为大脑前动脉和大脑中动脉。在脑血管标本上观察:① 大脑前动脉:在视交叉前方,可见两条几乎垂直走向的动脉,拉起视交叉可见此动脉从颈内动脉发出后,至大脑纵裂转向上后方,分支分布于大脑半球额叶和顶叶内侧面皮质。注意观察左、右大脑前动脉在进入大脑纵裂前由一短支连通,此短支称前交通动脉。② 大脑中动脉:在视交叉两侧,颈内动脉直接延续为大脑中动脉。分支分布于颞叶前部及额叶、顶叶外侧部的大部。③ 后交通动脉:起自颈内动脉末端,连接颈内动脉和大脑后动脉。④ 大脑动脉环:在脑血管标本上找出脑底动脉环,观察环的位置和组成。

在脑正中矢状切面模型上观察。由大脑前、中、后动脉发出进入半球深面的小支总称为中央支,重要的有豆状核纹状体动脉。

2. 脑的静脉　在脑静脉模型上观察大脑静脉的配布特点与注入部位,可见脑的静脉不与动脉伴行,分为浅、深两部分。

（二）脊髓的血管

1. 脊髓的动脉　在脊髓标本上观察,椎动脉颅内段分出脊髓前动脉和脊髓后动脉。脊髓前动脉左、右支汇合成一条,沿前正中裂下行,左、右脊髓后动脉分别沿两侧后外侧沟下行。

2. 脊髓的静脉　在脊髓模型上观察,可见脊髓的静脉注入椎内静脉丛。

【临床案例】

患者,男性,23 岁,因骑车途中被汽车撞倒,右颞部着地,到医院就诊。患者摔倒后曾有约 5 min 的昏迷,清醒后,自觉头痛,恶心。查体:BP139/80 mmHg,P80 次/min,一般情况可,神经系统检查未见阳性体征。头颅平片提示:右额颞部线形骨折,遂将患者急诊留观。在随后 2 h 中,患者头疼逐渐加重,伴呕吐,烦躁不安,进而出现意识障碍。查体:T 38℃;BP 160/100 mmHg;P 60 次/min;R 18 次/min;浅昏迷;左侧瞳孔 3 mm,对光反射存在;右侧瞳孔 4 mm,对光反应迟钝;左鼻唇沟浅;左侧巴宾斯基征阳性。

问题思考

1. 该病例诊断为何种疾病?

2. 试用解剖学知识解释患者的症状。

解剖学解析

该病例涉及以下解剖学知识点:颅脑的结构与位置、脑膜的组成、脑脊液循环、脑血管分布。诊断:急性硬脑膜外血肿,脑疝。

典型的急性硬脑膜外血肿常见于青壮年男性颅骨线形骨折患者,以额颞部和顶颞部最多,这与颞部含有脑膜中动脉、静脉,又易被骨折所撕破有关。对于颅脑外伤的患者,临床观察尤为重要,当患者头痛呕吐加剧,躁动不安,血压升高或出现新的体征时,即应高度怀疑颅内血肿,及时给予必要的影像学检查,包括 X 线颅骨平片、超声波、脑血管造影或 CT 扫描等。硬膜外血肿的临床表现可因出血速度、血肿部位及年龄的差异有所不同,但从临床特征看,仍有一定规律性及共性,即昏迷—清醒—再昏迷。一般急性硬膜外血肿主要有以下临床表现:① 意识障碍。② 颅内压增高,患者常有头疼、呕吐加剧、躁动不安等症状。③ 神经系统体征,单纯的硬膜外血肿,早期较少出现神经受损体征,仅在血肿形成并压迫脑功能区时,才有相应的阳性体征。如果患者伤后立即出现面瘫、偏瘫或失语等症状和体征时,应考虑原发性脑损伤。当血肿不断增大引起颞叶钩回疝时,患者不仅意识障碍加重,生命体征紊乱,同时将相继出现患侧瞳孔散大,对侧肢体偏瘫等典型体征。

【作业】

一、名词解释
1. 蛛网膜下隙　2. 硬膜外隙　3. 大脑动脉环

二、简答题
1. 试述椎管穿刺抽取脑脊液的穿刺部位和经过的结构。
2. 何谓小脑幕切迹疝?可能压迫哪些结构,出现什么症状?
3. 简述脑脊液的产生和循环途径。

实验二十六　脊　神　经

【实验目的】

1. 掌握内容　脊神经的组成、数目及纤维成分。臂丛、腰丛、骶丛的组成和位置。膈神经、尺神经、正中神经、桡神经、腋神经、肌皮神经、股神经、坐骨神经、腓总神经、腓浅神经、腓深神经和胫神经的走行位置和主要分布。
2. 重点内容　脊神经的组成。臂丛、腰丛、骶丛的主要分支和分布。
3. 难点内容　脊神经分布。

【实验准备】

1. 多媒体教学设备。
2. 医学虚拟仿真实验教学中心——数字人解剖系统。
3. 标本　脊髓带椎骨标本(示脊神经根、椎间孔、脊神经分支)，颈丛和臂丛组成标本，离体上、下肢神经肌肉标本，肋间神经标本，纵隔标本(显露膈神经、迷走神经)，盆腔标本(示腰丛、骶丛位置及组成)，整尸标本。
4. 模型　神经系统概况模型，脊神经构成模型，纵隔模型。
5. 挂图　神经系统概况图，脊神经构成图，颈部神经图，胸部神经图，腰骶部神经图，上肢神经图，下肢神经图，盆腔会阴图。
6. 影像资料　脊神经。

【实验内容】

一、脊神经构成、分支

先在模型上观察脊神经的组成，再观察对应标本。可见脊神经通过神经根与脊髓相连，前根的根丝发自脊髓前外侧沟，后根的根丝从后外侧沟进入脊髓。在椎间孔处，前、后根合并再分支离开椎间孔，此处在后根可见脊神经节。脊神经的主要分支：前支，粗大，走向脊柱的前外侧；后支，向后分布到躯干背部中线两侧；脊膜支，较细小，从椎间孔返回入椎管分布到脊膜及椎管内血管；交通支，连接交感干。

二、颈丛

在颈部标本上翻开胸锁乳突肌,观察颈神经第1~4前支组成的颈丛及其分支。

1. 皮支 在颈部标本和模型上观察,皮支有枕小神经、耳大神经、颈横神经和锁骨上神经,经胸锁乳突肌后缘中点浅出,分布于枕部、耳部、颈前区和肩部的皮肤。

2. 肌支 其中重要的有膈神经,在颈部模型、纵隔模型和标本上观察。膈神经是在胸锁乳突肌的深面,沿前斜角肌表面下行,经胸廓上口入胸腔,沿心包两侧、肺根前方下行至膈,支配膈的运动和管理沿途胸膜、心包等的感觉,右侧的感觉纤维还分布到肝和胆囊等处。

三、臂丛

先在颈、上肢深层标本和整尸标本上观察臂丛的构成和位置。臂丛由第5~8颈神经前支及第1胸神经前支大部分组成,行于锁骨下动脉的后上方,经锁骨之后进入腋窝,在腋窝内围绕腋动脉形成内侧束、外侧束及后束。由各束发出数条长的神经,主要分布到肩、臂、前臂及手的肌和皮肤。在上肢标本上辨认臂丛的主要分支。

1. 尺神经 由内侧束发出,伴肱动脉下行,向下经肘关节后方紧贴尺神经沟下行,渐至前臂前面,伴尺动脉走行,达腕部经掌腱膜的深面入手掌。

2. 正中神经 由外侧束和内侧束各发出一个根会合而成,可在腋动脉前方寻找,可见该神经伴肱动脉下行至肘窝,并穿过旋前圆肌向下经指浅、深屈肌之间,再经腕部达手掌。

3. 肌皮神经 由外侧束发出,其分支支配臂部前群肌及前臂外侧皮肤。

4. 桡神经 此神经粗大,由后束发出,在肱骨后面,贴桡神经沟走向外下达肱骨外上髁前方,分深、浅两支。深支穿旋后肌至前臂的背面;浅支伴桡动脉下行,达前臂远端背面。

5. 腋神经 起自后束,在腋窝后壁处,可见腋神经向后穿四边孔,绕肱骨外科颈。

四、胸神经前支

可在胸后壁或离体肋间神经标本上寻找。胸神经前支共12对。第1~11对各自位于相应的肋间隙内,称为肋间神经。第12对胸神经前支位于第12肋下方,故名肋下神经。在自身的躯干前外侧壁标出各条肋间神经的分布范围。

五、腰丛

在暴露腹后壁的标本上观察。翻开腰大肌,于腰椎横突前方可见腰丛。它由第12胸神经前支的一部分及第1~4腰神经前支组成,辨认以下主要分支。

1. 股神经 腰丛的最大分支。此神经沿腰大肌的外侧缘下降,经腹股沟韧带的深面和股动脉的外侧入股前部,分支支配大腿前面的肌和皮肤。股神经的皮支中有一支最长的分支称为隐神经,与大隐静脉伴行,向下分布于小腿内侧面及足内侧缘皮肤。

2. 髂腹下神经、髂腹股沟神经 在挂图上观察,此两条神经自腰大肌外侧缘走出,髂腹下神经于浅环上方浅出;髂腹股沟神经自浅环穿出,两者均分布于腹股沟区的肌和皮肤。

3. 闭孔神经　通过闭孔至大腿内侧肌群和大腿内侧的皮肤。

六、骶丛

在骨盆矢状切面的标本上观察。骶丛由第4～5腰神经前支和全部骶神经前支以及尾神经的前支组成,位于小骨盆腔内紧贴梨状肌的前面。观察辨认由骶丛发出的以下神经。

1. 坐骨神经　从梨状肌下孔出骨盆,至臀大肌深面,在坐骨结节和股骨大转子之间下行至大腿后面,沿途分支到大腿后肌群。坐骨神经一般在腘窝上角分为胫神经和腓总神经。① 胫神经:沿腘窝中线向下,在小腿后面的浅、深层肌之间伴胫后动脉下行,通过内踝后方至足底,分成足底内侧神经和足底外侧神经。② 腓总神经:沿腘窝外侧向外下行。绕过腓骨颈,达小腿前面,分为腓深神经和腓浅神经。腓深神经伴胫前动脉下降,支配小腿前群肌及足背肌等。腓浅神经行于小腿外侧肌群内,并支配该群肌。腓浅神经于小腿下部穿出深筋膜,分布于小腿外侧、足背及趾背的皮肤。

2. 阴部神经　经梨状肌下孔出骨盆,再经坐骨小孔至坐骨肛门窝,沿窝的外侧壁向前,其分支达阴茎(阴蒂)、阴囊、会阴及肛门外括约肌和肛门附近皮肤。

3. 臀上和臀下神经　在臀部,翻开臀大肌和臀中肌,可见此两条神经分别经梨状肌上孔和下孔穿出。

【临床案例】

患者,老年人,不慎被人用球棒击中左小腿外上部,伤处疼痛剧烈,左腿无力,诉其左小腿外侧及足背麻木,不能背屈其左足和足趾。查体可见患者左下肢呈跨阈步(行走时足抬得很高,落地迅速),左下肢外侧远端和足背感觉丧失。下肢 X 线片示腓骨颈骨折。

问题思考

1. 该病例诊断为何种疾病?

2. 试用解剖学知识解释患者的症状。

解剖学解析

该病例涉及以下解剖学知识点:下肢神经、肌肉、骨等结构的解剖关系。诊断:腓骨颈骨折和腓总神经损伤。

左小腿外侧及足背皮肤为腓总神经分支支配。趾不能屈,说明趾长伸肌麻痹,此肌为腓总神经支配;左下肢呈跨阈步,因为踝关节不能背屈,走路时足尖容易着地,所以患者会通过抬高下肢以防足尖着地。背屈踝关节的肌包括胫骨前肌、趾长伸肌等,为腓深神经支配。以上表现加上受伤部位等可推断为腓总神经损伤。

【作业】

一、名词解释

1. 脊神经　2. 脊神经节

二、简答题

1. 简述膈神经的走行及分布。

2. 肱骨中段骨折容易损伤什么神经？损伤后有何临床表现？

3. 简述腰丛的组成、位置及主要分支。

实验二十七　脑　神　经

【实验目的】

1. 掌握内容　脑神经的名称、数目、纤维成分、进出颅的部位和分布,动眼神经、三叉神经、面神经、舌咽神经、迷走神经、舌下神经的主要行程、分布及其主要功能。
2. 重点内容　十二对脑神经的名称、行程、分支分布、损伤后的表现。
3. 难点内容　脑神经纤维成分。

【实验准备】

1. 多媒体教学设备。
2. 医学虚拟仿真实验教学中心——数字人解剖系统。
3. 标本　颅底面观标本;整脑标本(带嗅球和视神经、视交叉);头矢状切面标本(示嗅丝);去眶上壁的眶内结构标本(示眼肌、眼球及Ⅱ、Ⅲ、Ⅳ、Ⅵ脑神经);三叉神经,面神经,迷走神经(头、颈、胸部),舌咽神经,副神经及舌下神经标本。
4. 模型　脑干模型,头面部神经模型,颞骨和耳模型。
5. 挂图　12对脑神经图,头面部神经,迷走神经走行图。
6. 影像资料　脑神经。

【实验内容】

分别在不同标本上观察12对脑神经。

1. 嗅神经　取保留鼻中隔的头部矢状切面标本上观察,可见鼻中隔的上部和上鼻甲突起部的黏膜内有15~20条嗅丝,向上穿筛孔,终于嗅球。
2. 视神经　在去眶上壁的标本上观察,可见眼球后极偏内侧有粗大的视神经出眼球、经视神经管入颅腔。
3. 动眼神经　用去眶上壁的标本并配合附有脑神经根的标本观察,可见大脑脚间窝发出的动眼神经,经过海绵窦穿眶上裂入眶,达眼的上、下、内直肌,下斜肌和上睑提肌,还有一小支与睫状神经节相连。
4. 滑车神经　用去眶上壁的标本观察,可见由中脑背侧下丘下方发出的滑车神经,绕大脑脚至腹侧,向前经海绵窦穿眶上裂入眶内,支配上斜肌。

5. 三叉神经　取三叉神经标本和模型观察,可见三叉神经连于脑桥,往前行于颞骨岩部,在硬脑膜下方有膨大的三叉神经节,从节上发出 3 支:① 眼神经:经眶上裂入眶内,分支分布于眼球、结膜、角膜、泪腺、鼻腔黏膜以及鼻背。② 上颌神经:穿圆孔出颅后经眶下裂入眶改名眶下神经,分布于眼裂、口裂之间的皮肤。③ 下颌神经:经卵圆孔出颅后立即分为许多分支,其运动纤维支配咀嚼肌;感觉纤维则分布于下颌牙齿、牙龈、颊和舌前 2/3 的黏膜以及耳前、口裂以下的皮肤。注意观察下颌神经的其他主要分支,如下牙槽神经、舌神经。

6. 展神经　可在去眶上壁的标本上观察,在脑桥延髓沟中出脑,经眶上裂入眶内,支配外直肌。

7. 面神经　在脑干模型观察可见,面神经于脑桥延髓沟中出脑,入内耳门(在颞骨模型观察),经颞骨面神经管,最后出茎乳孔,穿过腮腺,呈放射状分布于面部表情肌等(在面神经和头面部神经模型上观察)。在挂图上观察面神经在面神经管内的分支:岩大神经、镫骨肌支、鼓索。在保留腮腺的头面部浅层标本上观察面神经颅外 5 组分支:颞支、颧支、颊支、下颌缘支、颈支。

8. 前庭蜗神经　包括传导听觉的纤维和传导平衡觉的纤维。在耳模型上观察,可见此神经与面神经同行入内耳门,分布到内耳。

9. 舌咽神经　此神经由延髓发出后,经颈静脉孔出颅,分支分布于咽及舌后 1/3;发出颈动脉窦支,达颈动脉窦及颈动脉小球。

10. 迷走神经　在头、颈、胸部的标本上观察。此神经在延髓侧面离开脑干,经颈静脉孔出颅,在颈部走在颈总动脉与颈内静脉之间的后方,经胸廓上口入胸腔,通过肺根的后面沿食管下降,经膈的食管裂孔入腹腔达胃的前、后面,胃小弯和肝等。行程中发出许多分支,在颈部注意观察喉上神经,喉返神经(左侧喉返神经勾绕主动脉弓、右侧喉返神经勾绕锁骨下动脉);在胸腹部观察左、右迷走神经的行程。

11. 副神经　在颈部标本上,翻开胸锁乳突肌向上,其深面相连该肌的神经即副神经。此神经在延髓侧面离开脑干,经颈静脉孔出颅,支配胸锁乳突肌和斜方肌。

12. 舌下神经　在颈部深层标本上观察。首先找到颈外动脉下部,于该动脉前面跨过,连于舌的神经即舌下神经,该神经由延髓锥体外侧离开脑干,经舌下神经管出颅,支配舌肌。

【临床案例】

患者,男性,54 岁。自述前天晚上冷风吹过后,次日清晨感觉流口水,不能吐痰、吸烟。起床后洗脸时发现面部歪斜变形,右眼不能闭合,说话口齿不清,食物滞留于右侧颊一侧流涎。查体:神志清楚,肢体功能正常,HR 80 次/min,律齐,BP 128/75 mmHg。右侧面部肌肉松弛,右眼不能闭合,露齿试验(＋),鼓腮试验(＋),患侧乳突疼痛。CT 检查:颅内未见明显异常。

问题思考

1. 该病例诊断为何种疾病?

2. 试用解剖学知识解释患者的症状。

解剖学解析

该病例涉及以下解剖学知识点：头面部感觉神经分布，咀嚼肌及表情肌神经支配。

诊断：右侧周围性面瘫。

面部歪斜变形，右眼不能闭合，右额纹消失，右鼻唇沟变浅，右眼睑和右口角下垂，右唇不能闭合，说明右侧额肌、眼轮匝肌、提口角肌、降口角肌、口轮匝肌均瘫痪，为面神经受损的表现。面瘫首先应区分是周围性还是中枢性。因中枢性面瘫不会有额肌和眼轮匝肌的瘫痪，因此该病例应属于周围性面瘫；因瘫痪发生在右侧，说明右侧面神经受累，说话口齿不清，食物滞留于右侧颊齿之间，一侧流涎，为颊肌瘫痪的表现；患者没有听觉过敏、唾液分泌障碍，说明损伤部位在面神经分出岩大神经、镫骨肌支和鼓索之后，因此，受损部位很可能在茎乳孔附近。

【作业】

一、名词解释
1. 鼓索　2. 三叉神经节

二、简答题
1. 简述舌的神经分布。
2. 简述面部皮肤和肌肉的神经支配。
3. 简述面神经的走行、主要支配范围和面神经管内损伤后的主要表现。

实验二十八　内脏神经系统

【实验目的】

1. 掌握内容　内脏神经的概念和区分。内脏运动神经的主要特点,节前、节后神经元和节前、节后纤维的概念。交感神经低级中枢位置、椎旁节及交感干的组成和位置,内脏大、小神经的来源及分布概况。副交感神经的低级中枢部位。内脏运动神经与躯体运动神经的区别,交感神经和副交感神经的区别。内脏感觉神经的特点,牵涉痛的概念。
2. 重点内容　内脏运动神经元分布概况。
3. 难点内容　灰、白交通支的构成,节前、后纤维的走向,重要内脏器官的神经支配。

【实验准备】

1. 多媒体教学设备。
2. 医学虚拟仿真实验教学中心——数字人解剖系统。
3. 标本　整尸标本(示内脏神经);脑神经标本(示Ⅲ、Ⅶ、Ⅸ、Ⅹ四对脑神经);脊神经标本。
4. 模型　内脏神经模型,交感干标本模型,脊神经模型。
5. 挂图　全身内脏神经图,脊神经组成图,内脏运动神经传导通路图。
6. 影像资料　内脏神经。

【实验内容】

内脏神经系统可分为内脏运动神经和内脏感觉神经两种。内脏运动神经又分为交感神经和副交感神经。交感神经和副交感神经各有中枢部和周围部。中枢部在中枢神经系统观察,本次实验只观察周围部。

一、交感神经

交感神经节可分为椎旁节(借节间支连成交感干)和椎前节。在模型上观察双侧交感干的位置,理解交感神经椎旁节与交感干的关系;在内脏运动神经传导通路图上,观察神经纤维通过交感神经节的方式,理解节前、节后神经元及纤维;在脊神经构成标本或模型上观察交感干和脊神经之间的关系,理解白交通支和灰交通支。

分别观察各段交感干:在模型上可见交感干成对,位于脊柱的两侧,呈串珠状。其上起颅底,下至尾骨的前面两干合并,终于一个奇神经节。

1. 颈部交感干　在颈部深层标本观察,有三对神经节,分别称为颈上神经节、颈中神经节和颈下神经节。颈中神经节小,且常常缺如。颈下神经节常与第 1 胸神经节合并形成颈胸神经节(星状神经节)。

2. 胸部交感干　在内脏神经模型上观察,寻认以下分支交通支,内脏大神经、小神经。

3. 腰部交感干　位于腰椎前外侧与腰大肌内侧缘之间。

4. 盆部交感干　位于骶骨前面、骶前孔内侧,干上有 2～3 个骶节,两侧交感干同时止于一个奇神经节。

二、副交感神经

副交感神经周围部分为颅部和骶部。颅部副交感神经的节前纤维,分别随第Ⅲ、Ⅶ、Ⅸ、Ⅹ对脑神经走行至相应副交感神经节。骶部副交感神经的节前纤维随骶神经前支出骶前孔组成盆内脏神经,加入盆丛。

三、内脏神经丛

交感神经与副交感神经的分支在胸、腹、盆腔行程神经丛,两种纤维成分交织在一起,肉眼无法区分。可在相应的挂图上观察学习:心丛、腹腔丛、上腹下丛。

【临床案例】

患者,男性,61 岁,退休教师,反复胸痛发作 3 年,再次发作加重 1 周入院。查体:胸骨后区疼痛,放射到左肩、左臂内侧,每次发作持续约 15 min,间隔期数小时至数天不等,一周前开始每天都有发作,休息可缓解,含服硝酸甘油有效。左臂无力,尤其在胸痛发作后更明显。

问题思考

1. 该病例诊断为何种疾病?
2. 试用解剖学知识解释心绞痛及牵涉痛发生机制。

解剖学解析

该病例涉及以下解剖学知识点:内脏感觉神经分布特点、牵涉痛。诊断:心绞痛。

此例为典型的心绞痛发作,由冠状动脉缺血所致。表现为心前区疼痛,可放射至左臂内侧和左肩部。少数病例心前区疼痛不明显,应特别加以注意。心肌缺血引起心肌内乳酸积聚,缓激肽、5-羟色胺、组胺(均为致痛物质)释放增加,刺激心血管外膜中的痛觉神经末梢,经心丛中的心传入神经通过颈中心支、颈下支、胸心支到达交感干颈段,再经胸1～4节段的白交通支进入胸 1～4 脊神经节,节内假单极神经元的中枢突入上胸髓后角,再上传入脑。肩臂疼痛是一种"牵涉痛",发生机制有两种解释:会聚学说与易化学说。牵涉痛是一种痛觉过敏,而非真正的因伤害刺激引发的疼痛。很多内脏疾病均可表现为不同部位的牵涉痛。熟悉各脏器牵涉痛的常见部位及特点,能为诊断提供帮助,否则可能造成误诊。

【作业】

一、名词解释
1. 节前神经元　2. 交感干　3. 牵涉痛

二、简答题
1. 试述内脏运动神经和躯体运动神经的区别。
2. 试比较交感神经和副交感神经。

各系统复习练习题

一、总论、运动系统

一、名词解释

1. 矢状面 2. 椎间孔 3. 椎管 4. 翼点 5. 椎间盘 6. 黄韧带 7. 足弓
8. 股三角 9. 肋弓 10. 腹股沟韧带 11. 胸骨角 12. 骨盆界线 13. 腹白线
14. 跟腱

二、单项选择题

1. 下列各骨中,不属于不规则骨的是(　　)
   A. 蝶骨　　　　　B. 上颌骨　　　　　C. 筛骨　　　　　D. 椎骨
   E. 跟骨

2. 下列各骨中,属于扁骨的是(　　)
   A. 上颌骨　　　　B. 蝶骨　　　　　C. 胸骨　　　　　D. 骶骨
   E. 颞骨

3. 胸骨角(　　)
   A. 位于胸骨体与剑突交界处　　　　B. 两侧平对第2肋软骨
   C. 后方平对第4胸椎体　　　　　　D. 两侧平对第2肋间隙
   E. 两侧肋弓形成的夹角

4. 下颌骨(　　)
   A. 下颌支后方的突起称下颌头　　　B. 下颌支上缘前方的突起称髁突
   C. 下颌体的内面有下颌孔　　　　　D. 下颌支的外侧面有下颌孔
   E. 下颌支与下颌体会合处形成下颌角

5. 假肋为(　　)
   A. 第1～7肋　　B. 第8～10肋　　C. 第1～10肋　　D. 第8～12肋
   E. 第11～12肋

6. 下列关节中,不含关节盘的是(　　)
   A. 膝关节　　　　B. 髋关节　　　　C. 桡腕关节　　　D. 胸锁关节
   E. 颞下颌关节

7. 前交叉韧带（　　）
    A. 伸膝时最松弛
    B. 防止胫骨后移
    C. 起自股骨内侧髁外面
    D. 防止胫骨前移
    E. 止于胫骨髁间隆起的后面

8. 不直接构成桡腕关节的骨是（　　）
    A. 尺骨
    B. 桡骨
    C. 手舟骨
    D. 月骨
    E. 三角骨

9. 两髂嵴最高点的连线通过（　　）
    A. 第2腰椎棘突
    B. 第3腰椎棘突
    C. 第4腰椎棘突
    D. 第5腰椎棘突
    E. 第4、5腰椎椎间盘

10. 通过斜角肌间隙的是（　　）
    A. 肱动脉
    B. 臂丛
    C. 锁骨下静脉
    D. 膈神经
    E. 锁骨上神经

11. 不能用来计数肋骨和椎骨结构是（　　）
    A. 肋弓
    B. 胸骨角
    C. 肩胛骨下角
    D. 肩胛骨上角
    E. 第7颈椎棘突

12. 与眶相通的孔裂是（　　）
    A. 舌下神经管
    B. 鼻泪管
    C. 圆孔
    D. 卵圆孔
    E. 筛孔

13. 肩关节脱位常见的方位（　　）
    A. 上方
    B. 后方
    C. 前下方
    D. 后下方
    E. 后上方

14. 黄韧带（　　）
    A. 位于相邻椎弓根之间
    B. 构成椎管前壁
    C. 有防止椎间盘后脱位作用
    D. 可限制脊柱过分后伸
    E. 连接在相邻椎弓板之间

15. 有囊内韧带的关节是（　　）
    A. 桡腕关节
    B. 肘关节
    C. 髋关节
    D. 颞下颌关节
    E. 胸锁关节

16. 使足内翻的肌是（　　）
    A. 腓骨长肌
    B. 比目鱼肌
    C. 腓肠肌
    D. 胫骨后肌
    E. 腓骨短肌

17. 脑膜中动脉通过（　　）
    A. 圆孔
    B. 卵圆孔
    C. 破裂孔
    D. 颈动脉孔
    E. 棘孔

18. 膈的腔静脉孔平对（　　）
    A. 第6胸椎
    B. 第7胸椎
    C. 第8胸椎
    D. 第10胸椎
    E. 第9胸椎

19. 腹直肌鞘（　　）
    A. 前层由腹外斜肌腱膜后层与腹内斜肌腱膜前层愈合而成
    B. 后层由腹内斜肌腱膜后层与腹横肌腱膜前层愈合而成
    C. 前层由腹外斜肌腱膜前层与腹内斜肌腱膜前层愈合而成
    D. 后层由腹内斜肌腱膜后层与腹横肌腱膜愈合而成
    E. 在脐以下 4～5 cm 以下，鞘的后层除腹横肌腱膜外全部转至腹直肌前面

20. 尺神经沟位于（　　）
    A. 肱骨体后下方　　　　　　　　　B. 肱骨下头后下方
    C. 尺骨下端后下方　　　　　　　　D. 肱骨内上髁后下方
    E. 肱骨外上髁后下方

21. 肱二头肌（　　）
    A. 长头起于肩胛骨的喙突　　　　　B. 受正中神经支配
    C. 止于桡骨粗隆　　　　　　　　　D. 屈肩关节、伸肘关节
    E. 短头起于肩胛骨的盂上结节

22. 牵拉肩胛骨向前的是（　　）
    A. 前锯肌　　　B. 斜方肌　　　C. 背阔肌　　　D. 胸大肌
    E. 肩胛下肌

23. 止于肱骨小结节的肌（　　）
    A. 大圆肌　　　B. 小圆肌　　　C. 冈上肌　　　D. 冈下肌
    E. 肩胛下肌

24. 胸廓（　　）
    A. 上口由锁骨、第 1 胸椎和胸骨柄上缘围成
    B. 上口由第 1 肋、第 1 胸椎和胸骨柄上缘围成
    C. 下口由肋弓第 12 胸椎、第 11 肋、第 12 肋和剑突组成
    D. 下口由肋弓第 11 肋、第 12 肋和第 12 胸椎组成
    E. 成人呈近似圆锥形，前后径长，左右横径短

25. 在体表不能扪及的骨性标志是（　　）
    A. 肩峰　　　B. 尺骨冠突　　　C. 桡骨茎突　　　D. 肩胛骨下角
    E. 肩胛骨喙突

26. 属于颅中窝的结构是（　　）
    A. 舌下神经管　　　B. 内耳门　　　C. 卵圆孔　　　D. 颈静脉孔
    E. 筛孔

27. 既能屈膝又能屈髋的肌是（　　）
    A. 股薄肌　　　B. 股四头肌　　　C. 半腱肌　　　D. 缝匠肌
    E. 半膜肌

28. 关节囊内有肌腱穿过的关节是（　　）
    A. 肩关节　　　B. 肘关节　　　C. 颞下颌关节　　　D. 髋关节
    E. 膝关节

29. 能使臂后伸、内收并旋内的肌肉是（　　）

  A. 胸大肌   B. 斜方肌   C. 背阔肌   D. 肩胛下肌
  E. 小圆肌
30. 防止椎间盘向后脱出的韧带是( )
  A. 前纵韧带   B. 棘上韧带   C. 后纵韧带   D. 黄韧带
  E. 棘间韧带

三、问答题

1. 试述骨的构造。
2. 简述椎骨的一般形态和颈、胸、腰椎骨的主要区别。
3. 什么是鼻旁窦？各鼻旁窦分别开口于何处？
4. 以膝关节为例,简述关节的基本结构和辅助结构。
5. 比较肩关节和髋关节在结构和运动上有何异同。
6. 试述儿童易发生桡骨小头脱位的原因。
7. 简述膈的位置、裂孔及通过内容。
8. 简述腹前外侧壁肌的位置、纤维方向和作用。
9. 简述骨盆的组成及男女骨盆的性别差异。
10. 阑尾炎手术作麦克伯尼切口时,由浅入深经过哪几层结构到达腹膜腔?

【参考答案】

一、名词解释

1. 由前向后将人体纵切为左、右两部分的切面,称为矢状面。
2. 相邻两椎骨的上、下切迹围成的孔称椎间孔,内有脊神经和血管通过。
3. 椎体与椎弓围成椎孔,全部椎骨的椎孔贯穿形成的纵行管道,称椎管。椎管内容纳脊髓和脊神经根等。
4. 位于颞窝区内,额、顶、颞、蝶四骨会合处,常构成"H"形的缝。此处骨质薄弱,内面有脑膜中动脉前支通过。若该处骨折,易损伤动脉而形成颅内硬膜外血肿。
5. 连结相邻两个椎体的纤维软骨盘。椎间盘由内、外两部分构成,外部为纤维环,由多层纤维环按同心排列组成,坚韧而富有弹性;内部为髓核,是白色而富有弹性的胶状物。成年人由于椎间盘的退行性改变,在过度劳损、体位骤变或暴力撞击下,纤维环破裂,髓核多向后外侧突出,常压迫脊神经根,形成椎间盘突出症。
6. 又称弓间韧带,是连结相邻两个椎弓板的韧带。此韧带坚韧而富有弹性,协助围成椎管,并有限制脊柱过分前屈的作用。
7. 跗骨和跖骨借韧带和肌的牵拉而形成的凸向上的弓,称足弓,可分为前后方向的足纵弓和内外侧方向的足横弓。足弓增加了足的弹性,可在跳跃和行走时缓冲震荡,同时具有保护足底血管、神经免受压迫的作用。
8. 在大腿前面的上部,为底朝上、尖朝下的三角形。上界为腹股沟韧带,内侧界为长收肌的内侧缘,外侧界为缝匠肌的内侧缘。三角内有股神经、股动脉、股静脉和淋巴结等。
9. 第8、9、10 对肋软骨依次与上位肋软骨相连,借助第 7 对肋软骨连于胸骨,形成一对肋弓。

10. 腹外斜肌腱膜的下缘卷曲增厚连于髂前上棘与耻骨结节之间,称为腹股沟韧带,形成腹股沟管的下壁。

11. 胸骨柄与胸骨体相接处形成微向前凸的横行隆起,称胸骨角。此角两侧连第 2 肋软骨,为计数肋骨的重要标志;后方正对第 4 胸椎体下缘水平。

12. 骨盆以界线分为上方的大骨盆和下方的小骨盆。界线是由骶骨的岬向两侧经弓状线、耻骨梳、耻骨结节至耻骨联合上缘构成的环形线。

13. 位于腹前壁正中线上,介于左、右腹直肌之间,由两侧的腹直肌鞘纤维彼此交织而成。上起剑突,下至耻骨联合。

14. 腓肠肌内、外侧头和比目鱼肌肌腱在小腿中、下部会合,形成一粗大的跟腱,止于跟骨结节。

二、单项选择题

1. E 2. C 3. B 4. E 5. D 6. B 7. D 8. A 9. C 10. B 11. A 12. B 13. C 14. E 15. C 16. D 17. E 18. C 19. D 20. D 21. C 22. A 23. E 24. B 25. B 26. C 27. D 28. A 29. C 30. C

三、问答题

1. 答:骨由骨质、骨膜、骨髓构成,并有血管和神经分布。① 骨质是骨的主要成分,分为骨密质和骨松质。骨密质致密坚硬,由紧密排列的骨板层构成,抗压、抗扭曲能力强。长骨的骨干以及其他类型骨和长骨骺的外层由骨密质构成。在颅盖,骨密质构成内板和外板。骨松质由交织成网的骨小梁构成,主要见于长骨骺和短骨的内部。② 骨膜是包裹除关节面以外整个骨面的致密结缔组织膜。骨膜内含有丰富的神经、血管和成骨细胞,对骨具有营养、生长和修复作用。③ 骨髓充填于长骨骨髓腔及骨松质腔隙内,分为红骨髓和黄骨髓。红骨髓具有造血功能,胎儿和幼儿的骨内全是红骨髓,成人见于骨松质腔隙内。黄骨髓为脂肪组织,无造血功能,6 岁前后,长骨骨髓腔内的红骨髓逐渐转化为黄骨髓。

2. 答:椎骨可分为颈椎、胸椎、腰椎、骶椎、尾椎五类。其共同形态结构一般具有椎体、椎弓和突起三部分。椎体位于椎骨的前方,呈短圆柱状,是支持体重的主要部分。椎弓位于椎体的后方,可分为椎弓根和椎弓板两部分。每个椎弓伸出 7 个突起,即 2 个横突,2 个上关节突,2 个下关节突和 1 个棘突。

颈椎:椎体小,椎孔大,呈三角形,棘突末端分叉。其主要特征是横突上有一圆孔,称横突孔。胸椎:棘突较长,伸向后下,互相掩盖,呈叠瓦状。椎体侧面和横突尖端的前面,分别有椎体肋凹和横突肋凹。腰椎:椎体大,棘突呈板状,水平伸向后。

3. 答:额骨、筛骨、蝶骨及上颌骨内含气的空腔,因其位于鼻腔周围并开口与鼻腔,故称鼻旁窦。额窦:位于额骨内,开口于中鼻道;筛窦:位于筛骨内,分前、中、后三群,前、中群开口于中鼻道,后群开口于上鼻道;蝶窦:位于蝶骨体内,开口于蝶筛隐窝;上颌窦:位于鼻腔两侧的上颌骨内,开口于中鼻道,由于窦口高于窦底,直立时不易引流。

4. 答:关节的基本结构包括关节面、关节囊和关节腔。关节的辅助结构主要有韧带、关节盘、关节半月板、关节唇和滑膜囊等。膝关节由股骨内、外侧髁,胫骨内外侧髁与髌骨共同构成。关节囊薄而松弛,附于各关节面的周缘,周围有韧带加强。囊的前壁有股四头肌腱、髌韧带和髌骨。囊的外侧有腓侧副韧带,内侧有胫侧副韧带。膝关节腔内有前、后交叉韧带和内、外侧半月板。关节囊的滑膜层附着各关节软骨的周缘,在髌骨下方中线的两旁,滑膜层向关节腔内突成一对翼状襞。在膝关节的周围,特别是肌腱附着处有许多滑膜囊,有的与关节腔相通,如髌上囊。

5. 答:肩关节由肱骨头和肩胛骨的关节盂构成。其结构特点是肱骨头大,关节盂浅小,盂周缘有盂唇加深,但只能容纳肱骨头的 $1/4 \sim 1/3$。关节囊薄而松弛,囊内有肱二头肌长头腱通过。喙肩韧带在囊的上部架于喙突和肩峰之间,囊后部和前部有肌和肌腱加强。关节囊前下方薄弱,临床上以肩关节前下方脱位多见。髋关节由股骨头和髋臼构成。其结构特点是髋臼窝较深,边缘有髋臼唇,可容纳股骨头的 $2/3$。关节囊紧张而坚韧,囊内有股骨头韧带,囊周围有韧带加强,以囊前壁的髂股韧带最为强大。关节囊的后下部较薄弱,临床上髋关节以后脱位多见。肩关节和髋关节在运动形式上都可以作屈、伸运动,内收、外展运动,旋内、旋外运动,环转运动。因受髋臼的限制,髋关节的运动范围较肩关节小,不如肩关节灵活,但其稳固性强,以适应其支持负重和行走的功能。

6. 答:肘关节由肱骨下端与尺、桡骨上端构成。包括肱尺关节、肱桡关节和桡尺近侧关节。关节囊前、后壁薄弱,两侧有韧带加强。桡骨环状韧带位于桡骨环状关节面的周围,两端附于尺骨桡切迹的前、后缘,与尺骨桡切迹共同构成一个上口大、下口小的骨纤维环,容纳桡骨头,防止桡骨头脱出。幼儿 4 岁以前,桡骨头尚在发育之中,环状韧带松弛,在肘关节伸直位猛力牵拉前臂时,桡骨头易被环状韧带卡住,或环状韧带部分夹在肱、桡骨之间。从而发生桡骨小头半脱位。

7. 答:膈位于胸、腹腔之间,胸廓下口内面及腰椎前面,封闭胸廓下口。膈肌上有三个裂孔,平第 12 胸椎高度有主动脉裂孔,内有主动脉和胸导管通过;平第 10 胸椎高度有食管裂孔,内有食管和迷走神经通过;平第 8 胸椎高度有腔静脉孔,内有下腔静脉通过。

8. 腹前外侧群肌构成腹腔的前外侧壁,包括腹直肌、腹外斜肌、腹内斜肌和腹横肌。① 腹直肌位于腹前正中线的两旁,腹直肌鞘内。起自耻骨联合与耻骨结节之间,肌束向上止于胸骨剑突及第 $5 \sim 7$ 肋软骨的前面。全长被 $3 \sim 4$ 条横行的腱划分为多个肌腹。② 腹外斜肌位于前外侧壁的浅层,起自下 8 肋外面,肌束由后外上方斜向前内下方,一部分止于髂嵴,大部分移行为腹外斜肌腱膜。③ 腹内斜肌位于腹外斜肌深面,起自胸腰筋膜、髂嵴和腹股沟韧带的外侧半,肌纤维斜向前上方,腱膜向内侧分为前、后两层参与腹直肌鞘前后壁的构成。④ 腹横肌位于腹内斜肌深面,起自下 6 肋内面、胸腰筋膜、髂嵴和腹股沟韧带的外侧部,肌纤维向前内横行,移行为腹横肌腱膜,参与腹直肌鞘后壁的构成。

腹前外侧壁肌共同形成牢固而富有弹性的腹壁,保护腹腔脏器,维持腹内压。腹肌收缩时,腹压增加,协助呼气、排便、分娩、呕吐及咳嗽等活动。该肌群还可以使脊柱前屈、侧屈及旋转等运动。

9. 骨盆由左、右髋骨,骶骨,尾骨以及其间的骨连结构成。骨盆以界线分为上方的大骨盆和下方的小骨盆。由于女性骨盆要适应孕育胎儿和分娩的功能,因此,男女骨盆有明显的性别差异。男性骨盆外形窄而长,骨盆上口较小,近似桃形,骨盆腔的形态似漏斗状,耻骨弓的角度为 $70° \sim 75°$。女性骨盆外形宽而短,骨盆上口较大,近似圆形,骨盆腔的形态呈圆桶状,耻骨弓的角度为 $90°\sim100°$。

10. 由浅入深要通过皮肤、皮下筋膜、腹外斜肌、腹内斜肌、腹横肌、腹横筋膜、壁腹膜,才能到达腹膜腔。

二、消 化 系 统

一、名词解释

1. 咽峡　2. 十二指肠大乳头　3. 麦克伯尼点　4. 齿状线　5. 肝门　6. 腹膜
7. 腹膜腔

二、单项选择题

1. 上消化管是指(　　)
   A. 口腔至食管　　　　　　　　　　B. 口腔至胃
   C. 口腔至十二指肠　　　　　　　　D. 口腔至空肠
   E. 口腔至回肠

2. 不属于下消化管的器官是(　　)
   A. 十二指肠　　　B. 空肠　　　　C. 回肠　　　　D. 阑尾
   E. 盲肠

3. ⌐V 表示(　　)
   A. 右上颌第 1 乳磨牙　　　　　　B. 右上颌第 1 前磨牙
   C. 左上颌第 1 乳磨牙　　　　　　D. 左上颌第 2 乳磨牙
   E. 左上颌第 1 前磨牙

4. ⌐6 表示(　　)
   A. 左上颌第 1 前磨牙　　　　　　B. 左上颌 2 前磨牙
   C. 左上颌第 1 磨牙　　　　　　　D. 右上颌第 1 前磨牙
   E. 右上颌第 1 磨牙

5. 下颌下腺的导管开口于(　　)
   A. 舌根　　　　　B. 舌系带　　　C. 舌下阜　　　D. 舌下襞
   E. 颊黏膜

6. 咽(　　)
   A. 上窄下宽的肌性管道　　　　　B. 向下至第 6 颈椎下缘续气管
   C. 分为鼻咽、口咽和喉咽三部　　D. 咽鼓管咽口位于口咽部
   E. 以上均不正确

7. 食管(　　)
   A. 位于气管的前方下行　　　　　B. 上端在第 6 颈椎下缘处与咽相续
   C. 下端在第 12 胸椎处接胃　　　D. 第二狭窄处距中切牙 40 cm
   E. 第三狭窄为食管与胃相接处

8. 食管的第二狭窄位于(　　)

A. 起始处   B. 与右主支气管交叉处

C. 与左主支气管交叉处   D. 穿膈处

E. 与胃相接处

9. 食管的第三狭窄距中切牙（　　）

     A. 15 cm   B. 25 cm   C. 40 cm   D. 50 cm

     E. 75 cm

10. 胃的位置（　　）

     A. 大部分位于上腹区   B. 小部分位于左季肋区

     C. 贲门约在第 11 胸椎的右侧   D. 胃前壁完全被膈与肋弓掩盖

     E. 以上均不正确

11. 十二指肠（　　）

     A. 分为上部、降部和升部   B. 上部又称为球部，黏膜面光滑

     C. 降部沿第 1～3 腰椎前面下行   D. 降部的右后壁上有十二指肠大乳头

     E. 大乳头距中切牙 55 cm

12. 结肠带、结肠袋、肠脂垂存在于（　　）

     A. 回肠   B. 阑尾   C. 盲肠   D. 直肠

     E. 肛管

13. 没有结肠带的肠管是（　　）

     A. 盲肠   B. 升结肠   C. 横结肠   D. 乙状结肠

     E. 直肠

14. 阑尾根部的体表投影位于（　　）

     A. 脐与右髂前上棘连线的中、外 1/3 交点

     B. 脐与右髂前下棘连线的中、外 1/3 交点

     C. 两侧髂前上棘连线的中点

     D. 两侧髂结节连线的中、右 1/3 交点

     E. 两侧髂前下棘连线的中点

15. 不属于肝门的结构是（　　）

     A. 肝门静脉   B. 肝固有动脉   C. 肝静脉   D. 肝管

     E. 神经和淋巴管

16. 胆囊（　　）

     A. 位于肝下面，右纵沟后部的胆囊窝内   B. 呈梨形，可分泌胆汁

     C. 可分为底、体、颈、管四部分   D. 胆囊底与胆囊体分界明显

     E. 胆囊底在体表不能触及

17. 胆总管（　　）

     A. 由左、右肝管汇合而成   B. 由肝总管和胆囊管合成

     C. 行于肝胃韧带内   D. 位于肝门静脉的后方

     E. 位于十二指肠降部的前面

18. 关于腹膜的描述，错误的是（　　）

     A. 一层薄而光滑的浆膜

    B. 衬覆于腹、盆腔壁的腹膜称为壁腹膜

    C. 覆盖于腹、盆腔脏器表面的腹膜称为脏腹膜

    D. 壁腹膜和脏腹膜互相移行,共同围成腹膜腔

    E. 男、女性腹膜均为一封闭性腔隙

19. 有关小网膜的描述,错误的是(　　　)

    A. 由肝门移行于胃小弯和十二指肠上部之间的部分双层腹膜结构

    B. 从肝门连于胃小弯的部分又称肝胃韧带

    C. 从肝门连于十二指肠上部之间的部分称肝十二指肠韧带

    D. 肝十二指韧带右缘游离

    E. 肝十二指肠韧带右缘前方为网膜孔

20. 女性腹膜腔的最低点位于(　　　)

    A. 网膜囊   B. 膀胱直肠陷凹

    C. 膀胱子宫陷凹   D. 直肠子宫陷凹

    E. 阴道后穹

三、问答题

1. 试述咽的形态、位置、分部及交通?

2. 舌的黏膜有哪几种舌乳头? 各有何功能?

3. 三对大唾液腺的位置及其导管开口何处?

4. 食管的三个生理性狭窄位于何处? 距中切牙的距离分别是多少?

5. 简述胃的形态和分部。

6. 简述空回肠的区别。

7. 简述直肠的位置及毗邻。

8. 何为齿状线,齿状线上、下的动脉供应、静脉回流、淋巴引流和神经分布有何不同?

9. 肝脏脏面"H"形沟内分别有何结构?

10. 试述胆汁的产生,储存及排泄途径?

【参考答案】

一、名词解释

1. 咽峡由腭垂,左、右腭舌弓和舌根共同围成,是口腔和咽的分界处。

2. 在十二指肠降部中段肠腔后内侧壁上有一纵行的黏膜皱襞,襞下端有一乳头状隆起,称十二指肠大乳头,是胆总管和胰管的共同开口。

3. 麦克伯尼点是阑尾根部的体表投影点,位于脐与右髂前上棘连线的中、外 1/3 交界处,急性阑尾发炎时,此点可有压痛或反跳痛。

4. 各肛瓣和肛柱的下端共同连成一锯齿状的环形线称为齿状线,是皮肤和黏膜的分界线。

5. 肝脏面连结左、右纵沟间的横沟称肝门,有肝左、右管,肝固有动脉左、右支,肝门静脉左、右支,神经和淋巴管出入。

6. 腹膜是一层浆膜,由间皮和结缔组织构成,衬于腹盆壁的内面和腹盆腔脏器的表面。包括脏腹膜和壁腹膜。

7. 脏、壁腹膜两层互相移行,共同形成一个潜在性腔隙,称为腹膜腔。

二、单项选择题

1. C 2. A 3. D 4. C 5. C 6. C 7. B 8. C 9. C 10. E 11. B 12. C 13. E 14. A 15. C 16. C 17. B 18. E 19. E 20. D

三、问答题

1. 答:① 形态:咽是消化管上端膨大的部分,为一个上宽下窄、前后略扁的漏斗形肌性管道,前壁不完整。② 位置:咽上起自颅底,下至第 6 颈椎体下缘续食管,后壁位于上 6 个颈椎的前方,前壁通鼻腔、口腔、喉腔。③ 分部:咽可分三部,自上而下为鼻咽、口腔和喉咽。④ 咽的交通:鼻咽向前借鼻后孔与鼻腔相通,口咽向前借咽峡通口腔,喉咽向前借喉口通喉腔;向下直接与食管相续,咽是消化和呼吸的共同通道。

2. 答:舌的黏膜有丝状乳头、菌状乳头、叶状乳头和轮廓乳头,丝状乳头具有一般感觉功能,菌状乳头、叶状乳头和轮廓乳头内含味蕾,司味觉。

3. 答:腮腺位于耳郭前下方,导管开口于平对上颌第 2 磨牙的颊黏膜上,下颌下腺位于下颌骨体的内面,导管开口于舌下阜。舌下腺位于舌下襞深面,导管开口于舌下阜及舌下襞。

4. 答:第一个狭窄位于咽与食管相续处,正对第 6 颈椎下缘平面,距中切牙 15 cm;第二个狭窄位于食管与左主支气管交叉处,约平第 4、第 5 胸椎体之间,距中切牙 25 cm;第三个狭窄位于食管穿膈的食管裂孔处,约平第 10 胸椎体平面,距中切牙 40 cm。

5. 答:胃的形态有两口即入口为贲门,出口为幽门。其有两弯即胃大弯和胃小弯、两壁即胃前壁和胃后壁。胃可分为四部,即胃底、胃体、贲门部和幽门部。

6. 答:空肠占空回肠的上 2/5,主要位于腹腔的左上部,管径较粗,管壁较厚,血管较丰富,颜色较红润,黏膜环状皱襞密而高,黏膜内有许多散在的孤立淋巴滤泡;回肠占据空回肠的下 3/5,主要位于腹腔的右下部,管径较细,管壁较薄,血管较少,颜色较淡,黏膜环状皱襞疏而低,黏膜内除孤立淋巴滤泡以外,还含有集合淋巴滤泡。

7. 答:直肠位于盆腔内,上端平第 3 骶椎处接乙状结肠,下端至盆膈处续肛管。直肠后面是骶骨和尾骨;前面:男性有膀胱、前列腺、精囊等;女性有子宫和阴道。

8. 答:肛管内各肛瓣和肛柱的下端共同连成一锯齿状的环形线称齿状线,是皮肤和黏膜的分界线。齿状线以上动脉来自直肠上、下动脉;静脉回流至肝门静脉系的直肠上静脉和下腔静脉系的直肠下静脉;淋巴回流至肠系膜下淋巴结、髂内淋巴结;由内脏神经支配。齿状线以下动脉来自阴部内动脉的肛动脉,静脉回流至肛静脉;淋巴回流至腹股沟浅淋巴结;由躯体神经支配。

9. 答:肝脏面"H"形沟的左侧纵沟前部有肝圆韧带通过,后部容纳静脉韧带;右侧纵沟前部内有胆囊,后部有下腔静脉通过;横沟内有肝左、右管,肝固有动脉,肝门静脉,神经和淋巴管通过。

10. 答:肝细胞分泌胆汁,经肝内胆小管,左、右肝管,肝总管再经胆囊管运至胆囊内储存;进食时胆囊收缩,胆汁经胆总管、肝胰壶腹开口于十二指肠大乳头,排入十二指肠降部。

三、呼 吸 系 统

一、名词解释

1. 弹性圆锥　2. 声门裂　3. 喉室　4. 气管杈　5. 肺门　6. 胸膜　7. 肋膈隐窝
8. 肺根　9. 声韧带

二、单项选择题

1. 呼吸系统(　　)
   A. 其功能仅是进行气体交换　　　　B. 鼻、咽、喉、气管属上呼吸道
   C. 气管及其在肺内的分支称下呼吸道　D. 肺位于胸膜腔内
   E. 以上都不正确

2. 属于下呼吸道的是(　　)
   A. 口腔　　　　　B. 鼻　　　　　　C. 咽　　　　　　D. 喉
   E. 气管

3. 开口于蝶筛隐窝的鼻旁窦是(　　)
   A. 额窦　　　　　　　　　　　　　B. 蝶窦
   C. 筛窦前小房　　　　　　　　　　D. 筛窦中小房
   E. 筛窦后小房

4. 开口于上鼻道的鼻旁窦是(　　)
   A. 额窦　　　　　B. 蝶窦　　　　　C. 前筛窦　　　　D. 中筛窦
   E. 后筛窦

5. 不开口于中鼻道的鼻旁窦是(　　)
   A. 后筛窦　　　　B. 中筛窦　　　　C. 前筛窦　　　　D. 额窦
   E. 上颌窦

6. 额窦开口于(　　)
   A. 上鼻道　　　　B. 中鼻道　　　　C. 下鼻道　　　　D. 蝶筛隐窝
   E. 鼻泪管

7. 成对的喉软骨是(　　)
   A. 甲状软骨　　　　　　　　　　　B. 会厌软骨
   C. 环状软骨　　　　　　　　　　　D. 杓状软骨
   E. 气管软骨

8. 上呼吸道最狭窄处位于(　　)
   A. 鼻前孔　　　　B. 鼻后孔　　　　C. 喉口　　　　　D. 前庭裂
   E. 声门裂

9. 对右主支气管的描述,错误的是(　　)
   A. 较左主支气管垂直　　　　　　　B. 比左主支气管长
   C. 比左主支气管粗　　　　　　　　D. 结构类似于气管

E. 在肺门处分成三个肺叶支气管

10. 右主支气管的特点是（　　）

    A. 细而长   B. 细而短   C. 粗而长   D. 粗而短

    E. 较长

11. 左主支气管的特点是（　　）

    A. 长、粗而水平   B. 短、粗而垂直

    C. 长、细而水平   D. 短、细而水平

    E. 以上均不正确

12. 气管杈位于（　　）

    A. 第 6 颈椎下缘平面   B. 第 7 颈椎下缘下面

    C. 第 2 胸椎下缘平面   D. 胸骨角平面

    E. 第 6 胸椎下缘平面

13. 肺（　　）

    A. 位于胸膜腔内   B. 左肺分 3 叶、右肺分 2 叶

    C. 右肺较左肺宽而短   D. 右肺有肺小舌

    E. 位于中纵隔内

14. 肺尖的位置（　　）

    A. 高出胸骨上方 2～3 cm   B. 高出锁骨内侧段上方 2～3 cm

    C. 高出锁骨中段上方 2～3 cm   D. 高出锁骨外侧段上方 2～3 cm

    E. 高出颈静脉切迹 1 cm

15. 右肺（　　）

    A. 比左肺窄而长   B. 通过斜裂分为上、下两叶

    C. 前缘锐利有心切迹   D. 位于右胸膜腔内

    E. 以上均不正确

16. 对左肺的描述,错误的是（　　）

    A. 较右肺窄而长   B. 通常分为两叶

    C. 前缘近于垂直   D. 前缘下部有心切迹

    E. 肺尖突入颈根部

17. 肺下界的体表投影在锁骨中线相交于（　　）

    A. 第 5 肋   B. 第 6 肋   C. 第 7 肋   D. 第 8 肋

    E. 第 9 肋

18. 胸膜下界的体表投影在腋中线相交于（　　）

    A. 第 8 肋   B. 第 9 肋   C. 第 10 肋   D. 第 11 肋

    E. 第 12 肋

19. 胸膜下界的体表投影在肩胛下线相交于（　　）

    A. 第 8 肋   B. 第 9 肋   C. 第 10 肋   D. 第 11 肋

    E. 第 12 肋

20. 对胸膜的描述,错误的是（　　）

    A. 为一层浆膜   B. 分脏胸膜和壁胸膜

    C. 脏胸膜形成胸膜顶　　　　　　　　D. 脏、壁两层胸膜相互移行成胸膜腔

    E. 壁胸膜移行处形成胸膜隐窝

21. 肋膈隐窝(　　)

    A. 位于肋胸膜和纵隔胸膜移行处

    B. 位于肋胸膜和壁胸膜移行处

    C. 位于肋胸膜和膈胸膜移行处

    D. 深吸气时肺下缘可伸入至肋膈隐窝内

    E. 以上均不正确

22. 关于胸膜的描述正确的是(　　)

    A. 脏胸膜分四部分　　　　　　　　　B. 胸膜伸入心包内

    C. 左、右胸膜相连续　　　　　　　　D. 壁胸膜与肺结合

    E. 脏胸膜与壁胸膜在肺根处相互移行

23. 胸膜炎的渗出液常积聚于(　　)

    A. 咽隐窝　　　　B. 梨状隐窝　　　　C. 蝶筛隐窝　　　　D. 肋膈隐窝

    E. 胸膜顶处

24. 胸腺位于(　　)

    A. 前纵隔　　　　B. 中纵隔　　　　C. 上纵隔　　　　D. 后纵隔

    E. 下纵隔

三、问答题

1. 简述喉腔的分部。

2. 简述胸膜下界的体表投影。

3. 简述肺下界的体表投影。

4. 试比较左、右主支气管的特点,异物多落入哪一侧?

5. 简述鼻腔外侧壁的结构。

6. 试述壁胸膜的分部及其位置,肋膈隐窝的构成及其临床意义。

【参考答案】

一、名词解释

1. 弹性圆锥是附于环状软骨上缘,甲状软骨前角、后面和杓状软骨声带突之间的膜状结构,又称环甲膜。

2. 两侧声襞及杓状软骨间的裂隙称为声门裂,是喉腔最狭窄的部分。

3. 喉中间腔向两侧突出的隐窝称喉室。

4. 气管在第 4 胸椎体下缘(相当胸骨角平面)分为左、右主支气管,分杈处称为气管杈。

5. 肺的内侧面中央凹陷处称肺门,有主支气管、肺动脉、肺静脉、淋巴管和神经等出入。

6. 胸膜指覆盖于两肺表面、胸廓内表面、纵隔侧面和膈上面的浆膜。

7. 肋膈隐窝由肋胸膜与膈胸膜返折而成,呈半环状,是胸膜腔最低的部位,胸腔积液液常聚于此。

8. 出入肺门的结构(支气管、血管、神经和淋巴管等)被结缔组织包裹,称肺根。

9. 弹性圆锥的上缘游离,前方附着于甲状软骨前角后面,后方附着于杓状软骨声带突,称声韧带。

二、单项选择题

1. C 2. E 3. B 4. E 5. A 6. B 7. D 8. E 9. B 10. D 11. D 12. D 13. C 14. B 15. E 16. C 17. B 18. C 19. D 20. C 21. C 22. E 23. D 24. C

三、问答题

1. 答:喉腔可分喉前庭、喉中间腔、声门下腔三部分;前庭裂以上的部分称为喉前庭;前庭襞和声门襞之间的部分为喉中间腔;声门裂以下的部分称声门下腔。

2. 答:胸膜下界的体表投影在锁骨中线平第 8 肋,在腋中线平第 10 肋,在肩胛线平第 11 肋,接近脊柱处平第 12 胸椎棘突。

3. 答:肺下界在锁骨中线平第 6 肋,在腋中线平第 10 肋,在肩胛线平第 10 肋,接近脊柱处平第 10 胸椎棘突。

4. 答:左主支气管细长而较水平,右主支气管短、粗而较垂直。气管异物容易落入右主支气管。

5. 答:鼻腔外侧壁自上而下有三个平行排列的长形隆起,分别为上鼻甲、中鼻甲和下鼻甲。三个鼻甲的下方各有一个裂隙空间,分别为上鼻道、中鼻道和下鼻道。上鼻道和中鼻道有鼻旁窦开口,下鼻道前部有鼻泪管开口。

6. 答:壁胸膜按其覆盖的部位可分为四部分,即膈胸膜、肋胸膜、纵隔胸膜和胸膜顶。膈胸膜覆盖于膈的上面;肋胸膜紧贴于胸壁内表面;纵隔胸膜被覆于纵隔的两侧;胸膜顶是包围肺尖的部分,向上突出胸廓上口达颈根部,最高点高出锁骨内侧段上方 2～3 cm。肋膈隐窝是由肋胸膜与膈胸膜返折而成,呈半环状,是胸膜腔最低部位,胸腔积液常积聚于此。

四、泌 尿 系 统

一、名词解释

1. 肾门 2. 肾窦 3. 肾蒂 4. 肾区 5. 肾乳头 6. 膀胱三角

二、单项选择题

1. 属于肾皮质的结构是(　　)

　　A. 肾小盏　　　　B. 肾盂　　　　　C. 肾锥体　　　　D. 肾柱

　　E. 肾大盏

2. 肾窦( )

    A. 是肾门向肾内延续的腔隙   B. 内有肾筋膜

    C. 内有输尿管的上端   D. 内有肾皮质

    E. 内含肾柱

3. 肾的被膜自外向内依次为( )

    A. 脂肪囊、纤维囊、肾筋膜   B. 纤维囊、脂肪囊、肾筋膜

    C. 肾筋膜、脂肪囊、纤维囊   D. 肾筋膜、纤维囊、脂肪囊

    E. 肾筋膜、肾血管鞘、纤维囊

4. 关于肾的位置描述,错误的是( )

    A. 左肾比右肾高半个椎体高度   B. 左肾上端平第 11 胸椎下缘

    C. 右肾上端平第 12 胸椎   D. 右侧第 12 肋斜过右肾后面中部

    E. 肾的位置因性别、年龄和个体差异而不同

5. 关于肾锥体的描述,错误的是( )

    A. 底部朝向肾皮质   B. 尖朝向肾窦

    C. 肾乳头被肾大盏包绕   D. 肾乳头有肾小盏围绕

    E. 肾乳头的顶端有乳头孔

6. 肾乳头( )

    A. 为肾柱的尖   B. 朝向肾皮质

    C. 顶端有乳头孔   D. 每肾有 7~8 个

    E. 被肾大盏围绕

7. 不属于肾门的结构是( )

    A. 输尿管   B. 肾动脉   C. 肾静脉   D. 神经

    E. 淋巴管

8. 肾门约平齐( )

    A. 第 11 胸椎体   B. 第 12 胸椎体

    C. 第 1 腰椎体   D. 第 2 腰椎体

    E. 第 10 胸椎体

9. 输尿管的描述,错误的是( )

    A. 为腹膜外位器官   B. 在肾门处接肾盂

    C. 腹段与盆段以骨盆上口为界   D. 壁内段为其斜穿膀胱壁处

    E. 输尿管开口于膀胱三角

10. 男性膀胱的毗邻不包括( )

    A. 前列腺   B. 精囊   C. 直肠   D. 输精管壶腹

    E. 尿道球腺

11. 女性尿道( )

    A. 位于阴道外侧   B. 开口于阴道前庭

    C. 较男性尿道直而窄   D. 不易感染

    E. 位于阴道口后方

12. 膀胱( )

  A. 属于腹膜内位器官   B. 空虚时全部位于小骨盆腔内

  C. 膀胱颈后方有前列腺   D. 男性膀胱的下方邻接尿生殖膈

  E. 膀胱三角具有很多皱襞

13. 关于膀胱三角的描述,错误的是( )

  A. 在膀胱底的内面   B. 位于两输尿管口与尿道内口之间

  C. 缺少黏膜下层组织   D. 黏膜与肌层紧密相连

  E. 充盈时黏膜光滑,收缩时黏膜有皱襞

14. 关于女性尿道的描述,错误的是( )

  A. 长 3～5 cm   B. 较男性尿道短、直、宽

  C. 穿尿生殖膈   D. 开口于阴道前庭的尿道外口

  E. 尿道外口位于阴道口的后方

三、问答题

1. 简述输尿管的分段及三个狭窄的部位。

2. 简述膀胱的位置和形态。

3. 男、女性膀胱的毗邻区别。

4. 简述女性尿道的毗邻、特点及临床意义。

5. 试述肾在冠状切面上的结构。

【参考答案】

一、名词解释

1. 肾的内侧缘中部凹陷称为肾门,是肾的血管、淋巴管、神经和肾盂出入的门户。

2. 由肾门伸入肾实质的凹陷称肾窦,内含肾盂、肾大小盏,肾的血管和脂肪组织。

3. 出入肾门的诸结构(肾血管、肾盂、淋巴管和神经)被结缔组织所包裹称肾蒂。

4. 竖脊肌外侧缘与第 12 肋夹角处,称为肾区,当肾有病变时,此区有压痛。

5. 肾锥体尖端钝圆伸向肾窦,称肾乳头,有时可由 2～3 个肾锥体合成一个乳头。

6. 在膀胱底的内面,两侧输尿管口和尿道内口三者连线之间的三角形区域,称膀胱三角。该区缺少黏膜下组织,无论膀胱空虚或充盈,始终保持光滑,是膀胱肿瘤或结核的好发部位。

二、单项选择题

1. D 2. A 3. C 4. D 5. C 6. C 7. A 8. C 9. B 10. E 11. B 12. B 13. E 14. E

三、问答题

1. 答:输尿管按行程全长分为腹段、盆段和壁内段三段;输尿管全长有三个生理性狭窄,其位置为第一个狭窄位于输尿管起始处,即肾盂与输尿管移行处,第二个狭窄位于超过小骨盆入口处;第三个狭窄在膀胱壁内。

2. 答：膀胱位于小骨盆的前部，耻骨联合的后方。膀胱的形态可分尖、体、颈、底四部分。

3. 答：膀胱位于小骨盆腔前部，耻骨联合的后方。在膀胱底后方，男性与精囊、输精管壶腹和直肠相邻，女性与子宫颈和阴道相邻；膀胱的下方，男性邻接前列腺，女性邻接尿生殖膈。空虚时膀胱尖不超过耻骨联合上缘。充盈时，膀胱尖高于耻骨联合上缘，此时膀胱前壁直接与腹前壁相贴。

4. 答：女性尿道上端起于膀胱的尿道内口，下端开口于阴道前庭，后与阴道前壁紧密相邻。其特点是较短，直而宽，较易引起尿路感染。

5. 答：在肾的冠状切面上，肾实质分为皮质和髓质两部分。皮质位于肾实质的表层，髓质位于肾实质深层。肾皮质深入肾锥体之间的部分称肾柱。肾髓质由 16～20 个肾锥体构成。肾锥体的尖为肾乳头，伸向肾窦，底朝向皮质，漏斗状的肾小盏包绕肾乳头，2～3个肾小盏汇合成一个肾大盏，肾大盏汇合成肾盂，肾盂出肾门后移行为输尿管。

五、生殖系统、乳腺、会阴

一、名词解释

1. 精索 2. 阴道穹 3. 尿生殖区 4. 肛区 5. 坐骨肛门窝 6. 包皮系带
7. 会阴

二、单项选择题

1. 男性内生殖器不包括（　　）
   A. 附睾　　　　　　B. 阴囊　　　　　　C. 精囊　　　　　　D. 射精管
   E. 睾丸

2. 输精管结扎常选的部位是（　　）
   A. 睾丸部　　　　　B. 精索部　　　　　C. 盆部　　　　　　D. 腹股沟部
   E. 附睾部

3. 构成附睾头的结构是（　　）
   A. 输精管　　　　　　　　　　　　　B. 附睾管
   C. 精曲小管　　　　　　　　　　　　D. 睾丸输出小管
   E. 精直小管

4. 构成附睾体和尾的结构是（　　）
   A. 附睾管　　　　　B. 输精管　　　　　C. 精曲小管　　　　D. 睾丸网
   E. 射精管

5. 射精管开口于（　　）
   A. 尿道膜部　　　　　　　　　　　　B. 尿道球部
   C. 尿道海绵体部　　　　　　　　　　D. 尿道前列腺部
   E. 尿道外口

6. 精囊（　　）

A. 位于前列腺下方   B. 可储存精子

C. 分泌物营养精子   D. 开口于膀胱

E. 可分泌弱碱性黏液,组成精液的一部分

7. 有关前列腺的描述,错误的是(　　)

  A. 成对的实质性器官   B. 位于膀胱与尿生殖膈之间

  C. 上端宽大,下端尖细   D. 体的后面正中有前列腺沟

  E. 有男性尿道穿行

8. 男性尿道最窄的一段在(　　)

  A. 尿道外口   B. 尿道内口

  C. 尿道膜部   D. 尿道海绵体部

  E. 尿道前列腺部

9. 有关男性尿道的描述,错误的是(　　)

  A. 有三个狭窄   B. 有两个弯曲

  C. 有三个扩大   D. 可分为尿道前列腺部、膜部和球部

  E. 有排精排尿的功能

10. 包皮系带(　　)

  A. 作包皮环切除应一起切除   B. 位于阴茎根背侧中线

  C. 位于阴茎头背侧中线   D. 位于阴茎头腹侧中线

  E. 为双层黏膜皱襞

11. 男性尿道第二个狭窄位于(　　)

  A. 尿道前列腺部   B. 尿道球部

  C. 尿道膜部   D. 尿道海绵体部

  E. 尿道外口

12. 精索(　　)

  A. 从睾丸上端至腹股沟管腹环   B. 从睾丸下端至腹股沟管浅环

  C. 有两层被膜包裹   D. 由结缔组织包被输精管组成

  E. 位于输精管的盆部

13. 卵巢(　　)

  A. 是腹膜间位器官   B. 后缘有血管出入

  C. 卵巢动脉来自髂内动脉   D. 紧贴小骨盆侧壁

  E. 上端为子宫端

14. 卵巢与子宫角相连的韧带是(　　)

  A. 卵巢悬韧带   B. 卵巢固有韧带

  C. 卵巢系膜韧带   D. 子宫圆韧带

  E. 卵巢主韧带

15. 输卵管结扎通常在(　　)

  A. 子宫部   B. 峡部   C. 漏斗部   D. 壶腹部

  E. 伞部

16. 受精的场所在(　　)

A. 输卵管伞部   B. 输卵管峡部

C. 输卵管壶腹部   D. 子宫腔

E. 子宫颈管

17. 有关子宫的描述,正确的是( )

A. 为腹膜外位器官   B. 位于膀胱和直肠之间

C. 其长轴呈垂直位   D. 子宫底连有骶子宫韧带

E. 分为颈和体两部分

18. 维持子宫前倾的主要韧带是( )

A. 子宫阔韧带   B. 子宫圆韧带

C. 子宫主韧带   D. 骶子宫韧带

E. 卵巢子宫韧带

19. 产科剖腹取胎常用切开( )

A. 子宫底   B. 子宫体   C. 子宫颈   D. 子宫峡部

E. 子宫口

20. 不参与构成会阴境界的结构是( )

A. 耻骨   B. 坐骨   C. 骶结节韧带   D. 骶棘韧带

E. 尾骨尖

三、问答题

1. 男、女性内生殖器各包括哪些器官?

2. 简述精子的产生部位及排出体外的途径。

3. 给男性患者导尿时,需依次经过哪些狭窄和弯曲?

4. 简述女性腹膜腔与外界相通的途径。

5. 简述输卵管的分部、受精和结扎部位。

6. 简述前列腺的位置及结构。

7. 试述男性尿道的分部、结构特点及功能。

8. 试述子宫的位置及固定装置。

【参考答案】

一、名词解释

1. 精索是柔软的圆索状结构,由腹股沟管深环至睾丸上端,精索内的结构有输精管、睾丸动脉、蔓状静脉丛、神经丛和淋巴管等,表面包有被膜。

2. 阴道的上端包绕子宫颈阴道部,两者间形成环状凹陷,称为阴道穹。阴道穹可分为前、后部及两侧部,以后部为最深,并与直肠子宫陷凹紧密相邻。

3. 尿生殖区位于两坐骨结节与耻骨联合下缘三点之间,即广义会阴的前部,男性有尿道通过,女性有尿道和阴道通过。

4. 肛门位于两坐骨结节与尾骨尖三点之间,即广义会阴的后部,有肛管贯穿。

5. 坐骨肛门窝位于坐骨结节与肛门之间,为底朝下的楔形腔隙,窝内有大量的脂肪和会阴血管神经等。

6. 在阴茎头腹侧中线上,阴茎包皮与尿道外口相连的皮肤皱襞,称包皮系带。

7. 会阴有广义和狭义之分。广义会阴是指封闭骨盆下口的所有软组织,是由前面的耻骨联合下缘、后面的尾骨尖、两侧的耻骨、坐骨和骶结节韧带围成的菱形区域。狭义的会阴仅指肛门与外生殖器之间的软组织。

二、单项选择题

1. B　2. B　3. D　4. A　5. D　6. E　7. A　8. C　9. D　10. D　11. C　12. A
13. D　14. D　15. B　16. C　17. B　18. B　19. D　20. D

三、问答题

1. 答:男性内生殖器包括睾丸、附睾、输精管、射精管、精囊、前列腺、尿道球腺。女性内生殖器包括卵巢、输卵管、子宫、阴道。

2. 答:精子由睾丸的精曲小管上皮产生,经附睾、输精管、射精管、尿道排出。

3. 答:依次通过的狭窄是尿道外口、尿道膜部和尿道内口,依次通过的弯曲是耻骨前弯和耻骨下弯。

4. 答:女性腹膜腔经输卵管腹腔口、输卵管、子宫、阴道与外界相通。

5. 答:输卵管由内向外可分为四部分:输卵管子宫部、输卵管峡、输卵管壶腹和输卵管漏斗。受精场所通常在输卵管壶腹,结扎部位多在输卵管峡。

6. 答:前列腺位于膀胱与尿生殖膈之间。由腺组织、平滑肌结缔组织构成,表面有前列腺囊,体的后面正中有前列腺沟,实质内有尿道和一对射精和穿行。

7. 答:男性尿道全长可分为三部分:前列腺部、膜部、海绵体部。三个狭窄:尿道内口、尿道膜部、尿道外口。三个扩大:前列腺部、尿道球部、舟状窝部。两个弯曲耻骨前弯、耻骨下弯。具有排尿、排精双重功能。

8. 答:子宫位于小骨盆的中部,在膀胱与直肠之间,呈轻度前倾前屈位。子宫的固定装置主要有下列四对韧带:子宫阔韧带,可限制子宫向两侧移动;子宫圆韧带,维持子宫前倾位;子宫主韧带,防止子宫向下脱垂;子宫骶韧带,维持子宫前屈。除上述韧带外,还有盆底肌及阴道的托持和周围结缔组织。

六、脉　管　系　统

一、名词解释

1. 体循环　2. 肺循环　3. 右房室瓣　4. 左房室瓣　5. 肺动脉瓣　6. 主动脉瓣
7. 窦房结　8. 房室结　9. 颈动脉窦　10. 颈动脉小球　11. 静脉角　12. 乳糜池

二、单项选择题

1. 心尖位于(　　)

A. 左侧第 5 肋间隙,右锁骨中线内侧 2～3 cm 处

B. 左侧第 4 肋间隙，左锁骨中线内侧 2~3 cm 处

C. 左侧第 4 肋间隙，左锁骨中线内侧 1~2 cm 处

D. 左侧第 5 肋间隙，左锁骨中线内侧 1~2 cm 处

E. 第 5 肋上缘，距中正线 7~9 cm 处

2. 心室舒张时，防止血液逆流的结构有（　　）

    A. 右房室瓣　　　　　　　　　　B. 主动脉瓣、肺动脉瓣

    C. 腱索　　　　　　　　　　　　D. 乳头肌

    E. 左房室瓣

3. 肺动脉口（　　）

    A. 是右心室的入口　　　　　　　B. 运送动脉血

    C. 位于动脉圆锥下端　　　　　　D. 附有三个半月瓣

    E. 为左心室的出口

4. 窦房结（　　）

    A. 是心的正常起搏点

    B. 呈圆形

    C. 血液供应主要来自冠状动脉

    D. 位于下腔静脉与右心耳之间心外膜深面

    E. 位于冠状窦口处

5. 颈总动脉（　　）

    A. 均起于主动脉弓　　　　　　　B. 内侧有颈内静脉

    C. 在甲状软骨处分为颈内、外动脉　　D. 外侧有迷走神经

    E. 颈内动脉位于颈外动脉内侧

6. 颈动脉窦（　　）

    A. 位于颈内、外动脉分叉处后方　　B. 呈椭圆形小体

    C. 内有化学感受器　　　　　　　D. 有副神经分布

    E. 为颈总动脉末端和颈内动脉起始部的膨大部分

7. 不属于颈外动脉分支的是（　　）

    A. 甲状腺下动脉　　　　　　　　B. 舌动脉

    C. 面动脉　　　　　　　　　　　D. 上颌动脉

    E. 颞浅动脉

8. 桡动脉（　　）

    A. 较尺动脉粗

    B. 下段在桡侧腕屈肌腱外侧可触及搏动

    C. 发出掌深支

    D. 终支参与掌浅弓的组成

    E. 其分支主要构成掌浅弓

9. 不属胸主动脉分支的是（　　）

    A. 支气管动脉　　　　　　　　　B. 食管动脉

    C. 肋间后动脉　　　　　　　　　D. 肺动脉

E. 肋下动脉

10. 额、顶、颞部软组织出血，可压迫（　　）
A. 面动脉　　　　B. 上颌动脉　　　　C. 颞浅动脉　　　　D. 颈总动脉
E. 脑膜中动脉

11. 脑膜中动脉穿经（　　）
A. 圆孔　　　　B. 卵圆孔　　　　C. 棘孔　　　　D. 眶上裂
E. 眶上孔

12. 构成心外膜的是（　　）
A. 纤维心包　　　　　　　　B. 浆膜心包
C. 浆膜心包脏层　　　　　　D. 浆膜心包壁层
E. 心瓣膜

13. 心底朝向（　　）
A. 右前上方　　　　B. 左前上方　　　　C. 右后上方　　　　D. 右后下方
E. 左后上方

14. 营养胆囊的动脉来自（　　）
A. 胃左动脉　　　　　　　　B. 胃右动脉
C. 肝固有动脉左支　　　　　D. 肝固有动脉右支
E. 脾动脉

15. 阑尾动脉来自（　　）
A. 空肠动脉　　　　B. 左结肠动脉　　　　C. 右结肠动脉　　　　D. 回结肠动脉
E. 中结肠动脉

16. 直肠上动脉来自（　　）
A. 腹腔干　　　　　　　　　B. 肠系膜上动脉
C. 髂内动脉　　　　　　　　D. 肠系膜下动脉
E. 髂总动脉

17. 睾丸动脉（　　）
A. 为腹主动脉不成对分支　　　B. 参与精索的组成
C. 来自髂内动脉　　　　　　　D. 沿腰大肌行向内下方
E. 为闭孔动脉分支

18. 腹主动脉（　　）
A. 始于第 10 胸椎水平
B. 右侧有奇静脉
C. 起始处发出肾动脉
D. 平第 2 腰椎下缘处分为左、右髂总动脉
E. 穿经膈的主动脉裂孔

19. 营养大腿内收肌群的主要动脉是（　　）
A. 臀上动脉　　　　B. 闭孔动脉　　　　C. 臀下动脉　　　　D. 股动脉
E. 阴部内动脉

20. 营养股四头肌的主要动脉是（　　）

A. 臀上动脉　　　B. 闭孔动脉　　　C. 腘动脉　　　D. 股动脉

E. 臀下动脉

21. 髂外动脉（　　）

    A. 为髂总动脉的分支　　　　　　B. 沿腰大肌外侧缘下行

    C. 分支有腹壁上动脉　　　　　　D. 续为闭孔动脉

    E. 分支有肛门动脉

22. 髂内动脉不发出（　　）

    A. 直肠上动脉　　　　　　　　　B. 直肠下动脉

    C. 子宫动脉　　　　　　　　　　D. 阴部内动脉

    E. 臀上动脉

23. 颈外静脉（　　）

    A. 属深静脉　　　　　　　　　　B. 位于胸锁乳突肌深面

    C. 注入锁骨下静脉　　　　　　　D. 是成人静脉注射、输液常用部位

    E. 与颈外动脉伴行

24. 关于上肢浅静脉的叙述，正确的是（　　）

    A. 不包括肘正中静脉　　　　　　B. 贵要静脉是上肢最长的浅静脉

    C. 头静脉和贵静脉之间无交通　　D. 贵要静脉注入肱静脉或腋静脉

    E. 肘正中静脉起自手背静脉网内侧

25. 大隐静脉行经（　　）

    A. 内踝前方　　　B. 内踝后方　　　C. 外踝前方　　　D. 外踝后方

    E. 与腓肠神经伴行

26. 不属于肝门静脉属支的是（　　）

    A. 脾静脉　　　　　　　　　　　B. 肠系膜上静脉

    C. 肝静脉　　　　　　　　　　　D. 肠系膜下静脉

    E. 胃左静脉

27. 不成对的淋巴干是（　　）

    A. 颈干　　　　　B. 腰干　　　　　C. 锁骨下干

    D. 肠干　　　　　E. 支气管纵隔干

28. 右淋巴导管（　　）

    A. 长约 10 cm　　　　　　　　　B. 注入右静脉角

    C. 由右颈干、锁骨下干汇合而成　D. 收集身体右侧半的淋巴

    E. 注入左静脉角

29. 胸导管（　　）

    A. 起于乳糜池　　　　　　　　　B. 穿经食管裂孔

    C. 注入右静脉角　　　　　　　　D. 收集 7 条淋巴干的淋巴

    E. 经胸腔至腹腔

30. 肝静脉注入（　　）

    A. 肝　　　　　　B. 右心房　　　　C. 下腔静脉　　　D. 肝门静脉

    E. 上腔静脉

三、简答题

1. 试述循环系统的组成和功能。

2. 简述体循环、肺循环各自的途径和特点。

3. 简述心的位置和外形。

4. 心的传导系包括哪些结构？传导途径如何？

5. 试述心体表投影。

6. 治疗某心肌炎患者，经臀部肌肉注射药物，问该药经何途径到达患处？

7. 口服药物治疗腹泻，试述药物到达结肠的途径。

8. 某夜盲症患者口服鱼肝油，试述药物到达眼球的途径。

9. 治疗某肝炎患者，在其右侧足背内侧皮下静脉注射药液，试述其到达病处的途径。

10. 从肘正中静脉注入葡萄糖酸钙后，随之舌感到发热，写出其循环途径。

12. 下肢浅静脉干的起始、行程与注入，有何临床意义？

13. 试述肝门静脉的组成、收纳和主要属支。

14. 下肢大隐静脉内血栓脱落，最后阻塞于肺，问此血栓通过哪些途径到达肺？

15. 简述胸导管的起止、行程与收集范围。

16. 简述 9 条淋巴干的收集范围。

17. 脾位于何处？其功能如何？

18. 面部鼻根至两侧口角的三角区内发生感染后，切忌挤压，为什么？

【参考答案】

一、名词解释

1. 体循环是指心与全身间的血液循环，又称大循环。起自左心室，经主动脉干及其分支，再经各级静脉，流回右心房。特点是路程长、范围广、压力高；以动脉血运至全身，将代谢产物带走。

2. 肺循环是指心与肺之间的血液循环，又称小循环。起自右心室，经肺动脉干及其分支到肺泡毛细血管网进行气体交换，再经肺静脉流回左心房。特点是路程短，只流经肺将静脉血转化为动脉血。

3. 在右房室口周缘，附有三片瓣膜，称右房室瓣，能防止血液从右心室逆流入右心房。

4. 在左房室口周缘，附有二片瓣膜，称左房室瓣，防止血液从左心室逆流入左心房。

5. 肺动脉口周缘附有三个呈半月形瓣膜，称为肺动脉瓣，能防止血液逆流入右心室。

6. 在主动脉口周缘附有三个呈半月形瓣膜，称主动脉瓣，以防止血液逆流入左心室。

7. 窦房结位于上腔静脉根部与右心耳之间心外膜深面，呈狭长椭圆形，是心的正常起搏点。

8. 房室结位于房间隔下部，冠状窦口前上方心内膜深面，呈扁椭圆形，具有传导冲动的功能。

9. 颈动脉窦为颈内动脉起始部膨大处，属压力感受器，能反射性调节血压。

10. 颈动脉小球位于颈总动脉分叉处后方，是一个扁椭圆形小体，内有化学感受器，能感受血液中二氧化碳浓度。

11. 同侧颈内静脉、锁骨下静脉在胸锁关节后方汇合成头臂静脉,汇合处形成的夹角为静脉角。左、右静脉角分别有胸导管、右淋巴导管汇入。

12. 乳糜池是胸导管起始处,位于第 1 腰椎前方,呈梭形膨大,由左、右腰干和肠干汇合而成。

二、单项选择题

1. D 2. B 3. D 4. A 5. C 6. E 7. A 8. B 9. D 10. C 11. C 12. C
13. C 14. D 15. D 16. D 17. B 18. E 19. B 20. D 21. A 22. A 23. C
24. D 25. A 26. C 27. D 28. B 29. A 30. C

三、简答题

1. 答:分为心血管系和淋巴系两部分。心血管系包括心、动脉、毛细血管和静脉,淋巴系由淋巴管道、淋巴器官和淋巴组织组成。功能为运输营养物质、氧、激素和代谢产物,还参与免疫机制。

2. 答:① 体循环:左心室→主动脉干及分支→全身各处毛细血管→各级静脉→右心房。特点:路程长,范围广,流经全身;把营养物质、氧气运到全身各部位。② 肺循环:右心室→肺动脉干及分支→肺泡周围毛细血管网→肺静脉→左心房。特点:路程短,只流经肺;将静脉血转化为动脉血。

3. 答:心位于胸腔纵隔内,膈肌上方,2/3 位于正中线左侧,1/3 位于正中线右侧。外形呈倒置圆锥体,有一尖、一底、两面、三缘,心尖朝左前下方,位于左侧第 5 肋间隙,距前中线 7~9 cm 处;心底朝右后上方,与大血管相连;前面又称胸肋面,后下面又称膈面;左缘斜向左前下方,右缘垂直,下缘较水平。在心的表面还可见三条沟,即冠状沟、前、后室间沟。

4. 答:心的传导系包括窦房结、结间束、房室结、房室束及分支。传导途径:窦房结(兴奋心房肌)→结间束→房室结→房室束及分支→心室肌。

5. 答:左上点:左第 2 肋软骨下缘,距胸骨左缘 1.2 cm 处。右上点:右第 3 肋软骨上缘,距胸骨右缘 1 cm 处。左下点:左第 5 肋间隙,锁骨中线内侧 1~2 cm 处。右下点:右第七胸肋关节处。

6. 答:臀肌毛细血管→臀下、上静脉→髂内静脉→髂总静脉→右心房→右心室→肺动脉→肺毛细血管→肺静脉→左心房→左心室→主动脉干→左、右冠状动脉→心肌。

7. 答:口腔→咽→食管→胃→小肠壁毛细血管→肠系膜上静脉→肝门静脉及分支→肝血窦→肝静脉→下腔静脉→右心房→右心室→肺动脉→肺毛细血管→肺静脉→左心房→左心室→主动脉干→肠系膜上、下动脉的分支→结肠。

8. 答:口腔→咽→食管→胃→小肠壁毛细淋巴管→肠干→胸导管→左头臂静脉→上腔静脉→右心房→右心室→肺动脉→肺毛细血管→肺静脉→左心房→左心室→主动脉干→颈总动脉→颈内动脉→眼动脉→眼球。

9. 答:右足背静脉网内侧→大隐静脉→股静脉→髂外静脉→髂总静脉→下腔静脉→右心房→右心室→肺动脉→肺毛细血管→肺静脉→左心房→左心室→主动脉干→腹腔干→肝总动脉→肝固有动脉→肝。

10. 答:肘正中静脉→贵要静脉→肱静脉→腋静脉→锁骨下静脉→头臂静脉→上腔

静脉→右心房→右心室→肺动脉→肺毛细血管→肺静脉→左心房→左心室→主动脉干→颈总动脉→颈外动脉→舌动脉→舌。

11. 答：头静脉起于手背静脉网桡侧，沿前臂、臂的外侧向上，注入腋静脉或锁骨下静脉；贵要静脉起于手背静脉网尺侧，沿前臂和臂内侧上行，注入肱静脉或腋静脉；肘正中静脉位于肘窝，自头静脉斜向内上注入贵要静脉。临床上常用作静脉穿刺，供采血，输液或注射用。

12. 答：① 大隐静脉→起自足背静脉弓内侧端→内踝前方→小腿、大腿内侧面上行→股静脉。② 小隐静脉→起自足背静脉弓外侧端→外踝前方→小腿后面中线上行→注入腘静脉。③ 临床上，下肢浅静脉易发生静脉曲张，同时这些静脉位置的表浅，常用作静脉穿刺部位。

13. 答：肝门静脉由脾静脉与肠系膜上静脉汇合而成，收纳食管腹段至直肠上部消化管、胆囊、脾、胰等的静脉血。主要属支有脾静脉，肠系膜上、下静脉，胆囊静脉，胃左静脉，附脐静脉等。

14. 答：大隐静脉脱落的血栓→股静脉→髂外静脉→髂总静脉→下腔静脉→右心房→右心室→肺动脉干及左、右支→肺。

15. 答：胸导管起自乳糜池（由左、右腰干与肠干汇合而成），穿膈的主动脉裂孔入胸腔，在食管后方沿脊柱前面上行，至颈根部呈弓形弯向左，注入左静脉角，注入左静脉角前接纳左颈干、左支气管纵隔干、左锁骨下干。胸导管收集双下肢、盆部、腹部、左半胸部、左上肢和左半头颈部的淋巴。

16. 答：左、右颈干收纳头颈部淋巴；左、右锁骨下干收纳上肢、胸前外侧壁和肩胛区的淋巴；左、右支气管纵隔干收纳胸部淋巴；左、右腰干收纳下腹部、盆部、腹壁及腹腔内成对脏器淋巴；肠干收纳腹腔内不成对脏器淋巴。

17. 答：位于左季肋区，胃底与膈之间，平对第 9~11 肋，其长轴与第 10 肋一致。功能为储血、滤血、造血，参与机体免疫反应。

18. 答：该三角区域内静脉血由面静脉收集。面静脉向上经眼静脉等与海绵窦相通，而口角以上面静脉缺乏静脉瓣。面部发生感染时，如加以挤压，使静脉管腔内压力增高，易导致脓性分泌物随静脉血倒流入颅内，引起颅内感染，故临床上把该三角区称为面部的"危险三角"。

七、内分泌系统

一、名词解释

1. 激素　2. 内分泌腺　3. 内分泌组织

二、单项选择题

1. 属于内分泌器官的是（　　）
  A. 睾丸　　　　　B. 胰腺　　　　　C. 卵巢　　　　　D. 甲状旁腺
  E. 下丘脑
2. 属于内分泌组织的是（　　）

A. 胰岛　　　　　B. 垂体　　　　　C. 肾上腺　　　　D. 甲状腺
E. 甲状旁腺

3. 垂体位于(　　)
A. 颈前部　　　　　　　　　　B. 颅中窝内
C. 背侧丘脑的内后上方　　　　D. 上纵隔内
E. 颅后窝内

4. 内分泌器官(　　)
A. 分泌消化液　　B. 有排泄管　　C. 无排泄管
D. 是散在于其他组织里的内分泌细胞团
E. 以上都不对

三、问答题
1. 简述甲状腺的位置和形态。
2. 简述肾上腺的位置和形态。

【参考答案】

一、名词解释
1. 内分泌腺所分泌的物质称为激素,直接进入血液或淋巴,然后运送到全身。
2. 分泌激素的腺体称内分泌腺,没有导管。
3. 指内分泌细胞团块,分散于其他器官内,如胰腺内的胰岛、睾丸内的间质细胞、卵巢内的卵泡和黄体。

二、单项选择题
1. D　2. A　3. B　4. C

三、问答题
1. 答:甲状腺呈"H"形,分左、右叶及中间的甲状腺峡。左、右叶贴于喉下部及气管上部两侧,上达甲状软骨中部,下至第6气管软骨环。甲状腺峡多位于第2～4气管软骨环的前方,有时自峡部向上伸出一锥状叶。
2. 答:肾上腺位于两肾的上端,腹膜之后。左肾上腺近似半月形,右肾上腺呈三角形。肾上腺由外层的皮质和内层的髓质构成。

八、感 觉 器 官

一、名词解释
1. 感受器　2. 巩膜静脉窦　3. 视网膜盲部　4. 视神经盘　5. 黄斑　6. 中央凹
7. 虹膜角膜角　8. 结膜　9. 鼓膜　10. 光锥　11. 鼓膜脐　12. 第二鼓膜　13. 前庭器

14. 螺旋器

二、单项选择题

1. 对眼球的错误描述是（　　）
   A. 纤维膜的前 1/6 是角膜,无血管分布
   B. 晶状体有折光作用,无血管分布
   C. 脉络膜位于血管膜的前部
   D. 虹膜与角膜交界处的环形区称虹膜角膜角
   E. 虹膜中央有瞳孔

2. 房水（　　）
   A. 由晶状体产生 　　　　　　　　　B. 由虹膜产生
   C. 有屈光作用 　　　　　　　　　　D. 经视神经盘入眼静脉
   E. 位于晶状体和玻璃体之间

3. 睫状肌收缩（　　）
   A. 运动眼球 　　　　　　　　　　　B. 开大瞳孔
   C. 使晶状体曲度加大 　　　　　　　D. 使晶状体曲度变小
   E. 使瞳孔转向外上

4. 视神经盘（　　）
   A. 在视网膜睫状体部 　　　　　　　B. 为光感敏感区
   C. 有视网膜中央动脉穿过 　　　　　D. 在黄斑的外侧
   E. 在视网膜虹膜部

5. 无屈光作用的结构是（　　）
   A. 睫状体 　　　B. 房水 　　　　　C. 晶状体 　　　　D. 玻璃体
   E. 角膜

6. 巩膜静脉窦位于（　　）
   A. 结膜内 　　　　　　　　　　　　B. 巩膜内
   C. 巩膜与角膜连结处的深部 　　　　D. 虹膜根部
   E. 睫状体部

7. 上直肌收缩时,该眼球瞳孔转向（　　）
   A. 上方 　　　B. 上内 　　　　　C. 上外 　　　　D. 下方
   E. 下内

8. 使瞳孔转向外下方的肌是（　　）
   A. 下斜肌 　　B. 下直肌 　　　　C. 内直肌 　　　D. 上斜肌
   E. 上直肌

9. 运动眼球的肌是（　　）
   A. 提上睑肌 　B. 瞳孔括约肌 　　C. 瞳孔开大肌 　D. 睫状肌
   E. 以上都不是

10. 调节晶状体曲度的是（　　）
    A. 提上睑肌 　B. 眼轮匝肌 　　　C. 睫状肌 　　　D. 眼外肌

E. 瞳孔括约肌

11. 眼睑的构造从外向内依次为(　　)
    A. 皮肤、皮下组织、睑板、肌层和睑结膜
    B. 皮肤、皮下组织、睑结膜、睑板和肌层
    C. 皮肤、皮下组织、肌层、睑板和睑结膜
    D. 皮肤、皮下组织、睑结膜、肌层和睑板
    E. 皮肤、睑结膜、肌层和睑板

12. 眼副器包括(　　)
    A. 眼睑、睫状体、结膜和眼球外肌
    B. 结膜、睫状体、泪器和眼球外肌
    C. 眼睑、睫状体和泪器
    D. 眼睑、结膜、眼球外肌、泪器
    E. 眼睑、虹膜、眼球外肌、泪器

13. 泪腺(　　)
    A. 位于眶的内上角
    B. 位于泪囊窝内
    C. 其排泄管开口于结膜上穹
    D. 其排泄管开口于下鼻道
    E. 位于眶的内下角

14. 听觉感受器是(　　)
    A. 椭圆囊斑　　　　B. 蜗管　　　　C. 壶腹嵴　　　　D. 螺旋器
    E. 球囊斑

15. 前庭窗位于鼓室的(　　)
    A. 迷路壁　　　　B. 乳突壁　　　　C. 动脉壁　　　　D. 盖壁
    E. 外侧壁

16. 椭圆囊(　　)
    A. 是骨迷路的一部分
    B. 是听觉感受器
    C. 属于膜迷路
    D. 内含外淋巴
    E. 与蜗管不相通

17. 不属于内耳的是(　　)
    A. 蜗管　　　　B. 咽鼓管　　　　C. 半规管　　　　D. 耳蜗
    E. 椭圆囊

18. 对鼓膜的错误描述是(　　)
    A. 构成中耳鼓室外侧壁的大部
    B. 为一椭圆形半透明的薄膜
    C. 分为松弛部和紧张部
    D. 鼓膜的前上方有一反光区称光锥
    E. 鼓膜中心向内凹陷为鼓膜脐

19. 鼓室(　　)
    A. 为一密闭的小腔
    B. 借鼓膜与内耳相隔
    C. 面神经管凸在迷路壁
    D. 前壁是颈静脉壁
    E. 下壁为鼓室盖壁

三、问答题

1. 简述眼球壁的分部和形态。

2. 简述房水的产生和循环途径。

3. 当视物时,晶状体的曲度是如何调节的?

4. 简述前庭蜗器的组成。

5. 简述鼓膜的位置和形态。

6. 简述骨迷路的分部和形态。

7. 简述内耳的组成和位置。

8. 简述膜迷路的分部和形态。

9. 试述正常情况下声波的传导途径。

【参考答案】

一、名词解释

1. 感觉器由感受器及其附属器构成,感受器是机体接受内、外环境各种刺激的结构。

2. 巩膜与角膜相接处深面有一环形的房水循环的通道,叫巩膜静脉窦。

3. 视网膜的虹膜部和睫状体部贴附于虹膜和睫状体的内面,无感光作用,叫视网膜盲部。

4. 视网膜后部,称眼底,该处有圆形隆起,称为视神经盘(视神经乳头),是视网膜神经节细胞轴突汇集而成,该处有视网膜中央血管出入。

5. 在视神经盘外侧约 3.5 mm 处,有一黄色小区,称为黄斑。

6. 黄斑的中央有一凹陷称中央凹,是感光最敏锐的地方。

7. 在眼前房的周缘,虹膜与角膜交界处的环形间隙,称虹膜角膜角,又称前房角。

8. 结膜是一层薄而透明的黏膜,覆盖在眼睑的后面与眼球的前面。

9. 鼓膜为椭圆形半透明的薄膜,位于外耳道底与鼓室之间,其位置向前外倾斜,与外耳道底呈 45°。

10. 在鼓膜紧张部,活体检查时,其前下方有一个三角形反光区,称为光锥。

11. 鼓膜的中心向内凹陷,有锤骨柄末端附着,该处称鼓膜脐。

12. 封闭蜗窗的膜,称第二鼓膜。

13. 椭圆囊斑、球囊斑和壶腹嵴均是位觉感受器,合称为前庭器。

14. 螺旋器位于蜗管的基底膜上,又称 Corti 器,为听觉感受器。

二、单项选择题

1. C 2. C 3. C 4. C 5. A 6. C 7. B 8. D 9. E 10. C 11. C 12. D 13. C 14. D 15. A 16. C 17. B 18. D 19. C

三、问答题

1. 答:眼球壁由外向内依次为眼球纤维膜、眼球血管膜和视网膜三层。① 纤维膜前 1/6 由无色透明、曲度较大、有折光作用的角膜构成,此部无血管,神经末梢丰富;后 5/6 为巩膜,为白色不透明的纤维膜构成。巩膜与角膜相接处深面有一环形的巩膜静脉窦。② 血管膜含有大量血管和色素细胞,在眼球纤维膜内面。此膜从前向后可分为虹膜、睫状体和脉络膜三部分。虹膜位于眼球血管膜最前部,呈圆盘状,中央有一孔,称为瞳孔,其位置稍偏于鼻侧,可随光线强弱而缩小和散大。睫状体位于巩膜和角膜移行处的内面,虹膜后外方环形增厚部分。睫状体发出睫状小带与晶状体相连;脉络膜占眼球血管膜的后2/3,前端连于睫状体,后方有视神经通过。③ 视网膜在眼球血管膜的内面。可分为虹膜部、睫状体部和视部三部分。虹膜部和睫状体部贴附于虹膜和睫状体内面,无感光作用叫视网膜盲部。视部贴附在脉络膜内面,有感觉作用。在眼底有圆形隆起,称为视神经盘,无感光能力,称生理盲点。在视神经盘外侧 3.5 mm 处,有黄斑,其中央凹陷称中央凹,是感光最敏锐的地方。

2. 答:房水由睫状体产生后,自眼球后房经瞳孔到眼球前房,然后经虹膜角膜角隙入巩膜静脉窦,最后汇入眼静脉。房水不断循环更新,若房水产生过多或回流受阻,可造成眼内压增高,压迫视网膜,影响视力,临床上称青光眼。

3. 答:晶状体屈光功能的调节,主要借睫状体和睫状小带的作用去完成。当视近物时睫状肌收缩,睫状小带松弛,使晶状体依其本身的弹性变凸,屈光能力增强,使物像清晰地落在视网膜上。视远物时,睫状肌松弛,睫状小带紧张,使晶状体变薄,屈光能力变弱,使远处物像清晰地落在视网膜上。

4. 答:前庭蜗器由前庭器和蜗器组成,包括外耳、中耳和内耳三部分。外耳由耳郭、外耳道和鼓膜组成;中耳由鼓室、咽鼓管、乳突窦和乳突小房组成;鼓室内有锤骨、砧骨和镫骨三块听小骨构成听骨链;内耳包括骨迷路和膜迷路。外耳和中耳有收集和传导声波的装置;内耳有接受声波和位觉刺激的感受器。

5. 答:鼓膜为椭圆形半透明薄膜,位于外耳道底,作为外耳和中耳的分界。鼓膜上方小部分薄而松弛,称为松弛部;下方大部分坚实紧张,称为紧张部。鼓膜呈漏斗形,中央向内凹陷称鼓膜脐,鼓膜与外耳道底约呈45°。其前下方有一个三角形反光区,称光锥。

6. 答:骨迷路可分为前庭、骨半规管和耳蜗三部分。① 前庭是位于骨迷路中部,略似椭圆形的腔隙。前庭的后上方有五个小孔与三个骨半规管相通,前下方有一大孔通耳蜗。外侧壁有前庭窗和蜗窗。② 骨半规管位于前庭的后上方,有三个,即前骨半规管、后骨半规管和外骨半规管。三个半规管相互垂直。每个半规管呈"C"形,有两个骨脚,其中一个脚上有一膨大部称骨壶腹。但前、后半规管的单脚合成一个总骨脚,因此,三个骨半规管只有五个开口,这五个开口通于前庭。③ 耳蜗位于前庭的前下方,是一卷曲的骨管,形似蜗牛壳。耳蜗的顶端称蜗顶,朝向前外方。底端称蜗底,朝向后内方,对着内耳道底。耳蜗由蜗螺旋管环绕蜗轴卷两圈半构成。自蜗轴发出骨螺旋板入蜗螺旋管内,此板约达蜗螺旋管腔的一半,其缺损处由膜迷路填补封闭,从而将蜗螺旋管分为上半的前庭阶,下半的鼓阶。前庭阶通向前庭窗,鼓阶通蜗窗。前庭阶和鼓阶在蜗顶处借蜗孔彼此相通。

7. 答:内耳位于颞骨岩部骨质内,在鼓室与内耳道底之间。由构造复杂的管腔组成,故称迷路,是前庭蜗器的主要部分。内有位觉、听觉感受器。迷路分为骨迷路和膜迷路两部分。骨迷路为颞骨岩部内的骨性隧道,觉膜迷路是套在骨迷路内的膜性囊管。膜迷路内含有内淋巴,膜迷路与骨迷路之间的间隙内充满外淋巴。内、外淋巴互不相通。

8. 答:膜迷路是套在骨迷路内的膜性管和囊。管壁上有前庭器和听器。膜迷路可分为椭圆囊、球囊、膜半规管和蜗管。① 椭圆囊和球囊位于前庭内,椭圆囊在后上方,球囊在前下方。椭圆囊后壁有膜半规管开口,前壁有球囊管接球囊。椭圆囊底部有椭圆囊斑。

球囊较椭圆囊小,下端以连合管连于蜗管,球囊的前壁有球囊斑。椭圆囊斑和球囊斑均为位觉感受器,能接受直线加速或减速运动的刺激。② 膜半规管在骨半规管内,形状类似骨半规管。在骨壶腹内也有相应膜壶腹,其壁上有壶腹嵴。壶腹嵴也是位觉感受器,能感受旋转变速运动的刺激。椭圆囊斑,球囊斑和壶腹嵴合称为前庭器。③ 蜗管在耳蜗内。蜗管的顶端为盲端,下端借连合管连于球囊。横切面呈三角形,位于前庭阶和鼓阶之间,其上壁为蜗管前庭壁;外侧壁与蜗螺旋管外侧壁的骨膜相结合,含丰富的血管;下壁为骨螺旋板和蜗管鼓壁(螺旋膜),蜗管鼓壁又称基底膜,其上有螺旋器,又称 Corti 器,为听觉感受器。

9. 答:声音的传导在正常情况下以空气传导为主。声波→外耳道→鼓膜→听骨链→前庭窗→前庭阶的外淋巴→蜗管的内淋巴→螺旋器→蜗神经→大脑皮质听觉中枢。

九、神经系统

一、名词解释

1. 神经元　2. 突触　3. 反射　4. 反射弧　5. 灰质　6. 白质　7. 神经核　8. 神经节　9. 纤维束　10. 神经　11. 脊髓圆锥　12. 马尾　13. 白质前连合　14. 锥体　15. 锥体交叉　16. 内侧丘系交叉　17. 小脑扁桃体　18. 基底核　19. 投射纤维　20. 内囊　21. 边缘叶　22. 锥体外系　23. 节前神经元与节前纤维　24. 节后神经元与节后纤维　25. 白交通支　26. 灰交通支　27. 脑干网状结构　28. 蛛网膜下腔　29. 硬膜外隙　30. 终池　31. 蛛网膜粒　32. 脉络丛　33. 大脑动脉环

二、单项选择题

1. 神经系统结构和功能的基本单位(　　)
   A. 神经胶质细胞　　　　　　　　　B. 神经纤维
   C. 神经　　　　　　　　　　　　　D. 神经元
   E. 神经组织

2. 关于脊髓内部结构的描述何者错误(　　)
   A. 由灰质和白质构成　　　　　　　B. 灰质在内部,白质在周围
   C. 横切面上灰质呈"H"字形　　　　D. 各节段灰质都具有前角、后角和侧角
   E. 各节段白质都具有楔束

3. 成人脊髓末端终止部位(　　)
   A. 第1腰椎下缘　　　　　　　　　B. 第2腰椎下缘
   C. 第1骶椎下缘　　　　　　　　　D. 第2骶椎下缘
   E. 骶管裂孔

4. 后索内上行的纤维束(　　)
   A. 皮质脊髓束　　　　　　　　　　B. 脊髓丘脑束
   C. 薄束、楔束　　　　　　　　　　D. 丘脑顶叶束
   E. 前庭脊髓束

5. 薄束和楔束（　　）

    A. 由对侧脊神经节内假单极神经元的中枢突组成

    B. 传导痛觉、温度觉

    C. 半侧脊髓损伤出现对侧本体觉障碍

    D. 由同侧脊神经节内假单极神经元的中枢突组成

    E. 楔束贯穿脊髓全长

6. 皮质脊髓侧束（　　）

    A. 由脑干内躯体运动神经元的轴突组成

    B. 由前角运动神经元的轴突组成

    C. 由对侧大脑皮质运动神经元的轴突组成

    D. 由皮质脊髓束中不交叉的纤维组成

    E. 传导内脏运动

7. 传导本体感觉和精细触觉的纤维束（　　）

    A. 脊髓丘脑束　　　B. 皮质脊髓束　　　C. 薄束和楔束　　　D. 红核脊髓束

    E. 前庭脊髓束

8. 支配骨骼肌随意运动的传导束（　　）

    A. 皮质脊髓束　　　B. 脊髓丘脑束　　　C. 红核脊髓束　　　D. 薄束和楔束

    E. 脊髓小脑束

9. 只含运动纤维成分的是（　　）

    A. 脊神经前根　　　B. 脊神经前支　　　C. 脊神经后根　　　D. 脊神经后支

    E. 膈神经

10. 脊神经后根（　　）

    A. 由后角细胞的轴突组成

    B. 由脊神经节内假单极神经元的中枢突组成

    C. 由脊神经节内假单极神经元的周围突组成

    D. 每对脊神经后根只含躯体感觉纤维

    E. T1～L3 脊神经后根内含交感神经成分

11. 有关脊神经的说法哪一项是错的（　　）

    A. 每对脊神经都由前、后根在椎间孔处合并而成

    B. 共 31 对　　　　　　　　　　C. 均为混合性

    D. 颈神经 7 对　　　　　　　　　E. 胸神经 12 对

12. 颈丛（　　）

    A. 由全部颈神经前支组成　　　　B. 位于胸锁乳突肌的表面

    C. 只发出肌支　　　　　　　　　D. 膈神经是混合性神经

    E. 颈丛深支不支配颈部深肌

13. 膈神经（　　）

    A. 发自臂丛，属感觉性　　　　　B. 发自颈丛，管理纵隔的感觉

    C. 发自颈丛，属混合性　　　　　D. 发自颈丛，只支配膈肌运动

    E. 发自臂丛

14. 腋神经支配(　　)
 A. 胸大肌　　　　B. 三角肌　　　　C. 肱二头肌　　　　D. 肱三头肌
 E. 背阔肌

15. 支配肱二头肌的神经(　　)
 A. 肌皮神经　　　B. 尺神经　　　　C. 正中神经　　　　D. 桡神经
 E. 腋神经

16. 支配三角肌的神经(　　)
 A. 肌皮神经　　　B. 腋神经　　　　C. 肩胛背神经　　　D. 肩胛上神经
 E. 正中神经

17. 支配肱三头肌的神经(　　)
 A. 正中神经　　　B. 肌皮神经　　　C. 尺神经　　　　D. 桡神经
 E. 腋神经

18. 尺神经(　　)
 A. 发自臂丛外侧束　　　　　　　B. 沿肱二头肌外侧沟下降
 C. 支配桡侧腕屈肌　　　　　　　D. 支配尺侧腕屈肌
 E. 支配肱二头肌

19. 正中神经(　　)
 A. 发自臂丛后束　　　　　　　　B. 沿肱二头肌内侧沟随肱动脉下降
 C. 支配肱二头肌　　　　　　　　D. 支配前臂所有伸肌
 E. 支配所有手肌

20. 尺神经与正中神经共同支配(　　)
 A. 指浅屈肌　　　B. 指深屈肌　　　C. 旋前圆肌　　　　D. 尺侧腕屈肌
 E. 肱桡肌

21. 桡神经(　　)
 A. 发自臂丛内侧束　　　　　　　B. 沿肱二头肌内侧沟下降
 C. 支配肱二头肌　　　　　　　　D. 支配臂及前臂所有的伸肌
 E. 支配所有手肌

22. 手掌侧皮肤感觉的神经管理(　　)
 A. 正中神经和桡神经　　　　　　B. 尺神经和桡神经
 C. 正中神经和肌皮神经　　　　　D. 正中神经和尺神经
 E. 桡神经和腋神经

23. 肋间神经(　　)
 A. 共 12 对　　　　　　　　　　B. 脊神经前根
 C. 只含支配肋间肌的运动纤维　　D. 沿肋沟走行
 E. 常交织成丛

24. 腰丛(　　)
 A. 由全部腰、骶、尾神经前支组成　　B. 位于腰大肌前面
 C. 发出股神经　　　　　　　　　　　D. 发出阴部神经
 E. 股神经是感觉神经

25. 股神经（　　）
    A. 发自骶丛
    B. 从梨状肌下孔出骨盆
    C. 最长的皮支称隐神经
    D. 支配股二头肌
    E. 支配胫骨前肌

26. 骶丛（　　）
    A. 由第 4 腰神经前支的一部分，第 5 腰神经前支和全部骶、尾神经前支组成
    B. 位于腰大肌深面
    C. 发出股神经
    D. 发出闭孔神经
    E. 最大的分支是股神经

27. 关于坐骨神经的描述错误的是（　　）
    A. 发自骶丛
    B. 全身最粗大的神经
    C. 经梨状肌下孔出骨盆
    D. 经腹股沟韧带深面进入股三角
    E. 支配大腿后群肌

28. 坐骨神经支配（　　）
    A. 股四头肌
    B. 股二头肌
    C. 缝匠肌
    D. 臀大肌
    E. 大腿内侧群肌

29. 腓骨长肌和腓骨短肌由何条神经支配（　　）
    A. 腓总神经
    B. 胫神经
    C. 腓浅神经
    D. 股神经
    E. 闭孔神经

30. 从脑干背侧面出脑的神经（　　）
    A. 动眼神经
    B. 滑车神经
    C. 三叉神经
    D. 展神经
    E. 视神经

31. 属于内脏感觉核的是（　　）
    A. 三叉神经脊束核
    B. 三叉神经脑桥核
    C. 孤束核
    D. 蜗神经核
    E. 动眼神经核

32. 延髓内的躯体运动核是（　　）
    A. 动眼神经核
    B. 滑车神经核
    C. 面神经核
    D. 舌下神经核
    E. 展神经核

33. 不与延髓相连的脑神经是（　　）
    A. 三叉神经
    B. 舌咽神经
    C. 迷走神经
    D. 舌下神经
    E. 副神经

34. 属于非脑神经核的是（　　）
    A. 疑核
    B. 孤束核
    C. 上泌涎核
    D. 薄束核与楔束核
    E. 滑车神经核

35. 下列核团中,不属于躯体运动核的是( )
    A. 疑核   B. 展神经核   C. 前庭神经核   D. 舌下神经核
    E. 滑车神经核

36. 对小脑的描述错误的是( )
    A. 中间部称小脑蚓,两侧部叫小脑半球
    B. 小脑半球下面有小脑扁桃体
    C. 借三对脚与脑干相连
    D. 表层为白质,内部为灰质
    E. 白质内有小脑核

37. 关于背侧丘脑的描述哪一项是错误的( )
    A. 一对卵圆形的灰质团块   B. 皮质下高级感觉中枢
    C. 接受全身躯体浅、深感觉   D. 一侧损伤引起同侧半身感觉障碍
    E. 内侧面构成第三脑室

38. 通过内囊膝的纤维束是( )
    A. 皮质脊髓束   B. 皮质核束
    C. 视辐射   D. 听辐射
    E. 丘脑皮质束

39. 与中脑相连的神经是( )
    A. 动眼神经与滑车神经   B. 动眼神经与展神经
    C. 滑车神经与展神经   D. 视神经与动眼神经
    E. 三叉神经

40. 动眼神经不支配下列哪块肌( )
    A. 上直肌   B. 下直肌   C. 上斜肌   D. 下斜肌
    E. 提上睑肌

41. 对三叉神经的描述何项为错误的( )
    A. 与脑桥相连   B. 一条混合性脑神经
    C. 上颌神经由圆孔出颅   D. 下颌神经是感觉性
    E. 最粗大的脑神经

42. 分布于眼球角膜的神经是( )
    A. 视神经   B. 眼神经   C. 滑车神经   D. 展神经
    E. 动眼神经

43. 上颌神经( )
    A. 为感觉性神经   B. 经卵圆孔入颅
    C. 发自三叉神经运动核   D. 支配咀嚼肌
    E. 支配面肌(表情肌)

44. 支配舌肌的神经是( )
    A. 舌神经   B. 舌咽神经   C. 舌下神经   D. 迷走神经
    E. 面神经

45. 舌的神经( )

    A. 舌肌受舌神经支配

    B. 舌前 2/3 黏膜的一般感觉由面神经管理

    C. 舌前 2/3 黏膜的味觉由上颌神经管理

    D. 舌下神经为混合性

    E. 舌后 1/3 黏膜的一般感觉和味觉由舌咽神经管理

46. 面神经不支配下列哪个腺体的分泌(　　)

    A. 腮腺　　　　　　B. 泪腺　　　　　　C. 舌下腺　　　　　　D. 下颌下腺

    E. 鼻腔黏膜腺

47. 躯干、四肢意识性本体觉传导路的交叉部位在(　　)

    A. 脊髓　　　　　　B. 延髓　　　　　　C. 脑桥　　　　　　D. 中脑

    E. 间脑

48. 躯干、四肢意识性本体觉传导路第 2 级神经元的胞体位于(　　)

    A. 脊神经节　　　　　　　　　　B. 后角细胞

    C. 薄束核、楔束核　　　　　　　D. 背侧丘脑

    E. 端脑

49. 头面部痛觉、温度觉传导路第 1 级神经元的胞体位于(　　)

    A. 脊神经节　　　　　　　　　　B. 三叉神经节

    C. 三叉神经脊束核　　　　　　　D. 三叉神经中脑核

    E. 脊髓后角

50. 视觉传导路(　　)

    A. 视神经纤维在视交叉处全部交叉

    B. 内侧膝状体细胞发轴突组成视辐射

    C. 视辐射通过内囊前肢

    D. 视辐射投射到距状沟上、下的皮质

    E. 来自视网膜鼻侧半点纤维不交叉

51. 一侧视束损伤可导致(　　)

    A. 双眼颞侧视野偏盲　　　　　　B. 双眼鼻侧视野偏盲

    C. 双眼对侧半视野同向性偏盲　　D. 患侧眼全盲

    E. 对侧眼全盲

52. 皮质脑干(核)束(　　)

    A. 起自中央旁小叶前部　　　　　B. 经内囊后肢下降至脑干

    C. 支配同侧舌下神经核　　　　　D. 止于脑神经运动核

    E. 直接或间接止于脊髓前角细胞

53. 皮质脊髓侧束损伤,可导致(　　)

    A. 损伤平面以下同侧硬瘫　　　　B. 损伤平面以下同侧软瘫

    C. 损伤平面以下对侧硬瘫　　　　D. 损伤平面以下对侧软瘫

    E. 对侧下部面肌瘫痪

54. 只受对侧皮质脑干束支配的脑神经核是(　　)

    A. 动眼神经核　　　　　　　　　B. 滑车神经核

C. 舌下神经核
D. 展神经核

E. 疑核

55. 交感神经的低级中枢位于(　　　)

A. 脑干的内脏运动核
B. 脊髓 T1～L3 节段的灰质侧角

C. 脊髓 S2～S4 节段
D. 下丘脑

E. 大脑皮质

56. 支配瞳孔括约肌的节后纤维发自(　　　)

A. 动眼神经核
B. 动眼神经副核

C. 椎旁神经节
D. 睫状神经节

E. 翼腭神经节

57. 白交通支内含(　　　)

A. 副交感神经的节前纤维
B. 副交感神经的节后纤维

C. 交感神经的节后纤维
D. 交感神经的节前纤维

E. 以上都不对

58. 含有内脏运动纤维的是(　　　)

A. 三叉神经　　　B. 面神经　　　C. 副神经　　　D. 舌下神经

E. 展神经

59. 蛛网膜粒(　　　)

A. 由脊髓蛛网膜形成
B. 突入脑室内

C. 与脑脊液产生有关
D. 与脑脊液循环有关

E. 位于蛛网膜下隙内

三、问答题

1. 简述神经系统的组成。

2. 何谓反射? 反射弧由哪几部分组成?

3. 简述脊髓的位置和外形。

4. 什么是脊髓节段? 脊髓节段如何划分?

5. 简述脊髓灰质的形态结构。

6. 简述脊髓白质内有哪些重要传导束组成。

7. 简述脊神经的数目、组成及纤维成分。

8. 简述膈神经的走行、位置及分布。

9. 试述臂丛的组成、位置及主要分支。

10. 简述正中神经的走行位置、分布及体表投影。

11. 简述尺神经的走行位置、分布及体表投影。

12. 简述桡神经的走行位置及分布。

13. 简述腋神经的走行位置及分布。

14. 简述肌皮神经的走行位置及分布。

15. 简述股神经的走行位置及分布。

16. 简述坐骨神经的走行位置、分布及体表投影。

17. 简述腓总神经的走行位置及分布。

18. 简述胫神经的走行位置、分布及体表投影。

19. 简述腰丛的组成、位置及主要分支。

20. 简述骶丛的组成、位置及主要分支。

21. 脑由哪几部分组成？

22. 简述延髓的外形。

23. 简述脑桥的外形。

24. 简述中脑的外形。

25. 脑干各部有哪些躯体运动核团？

26. 脑干各部有哪些躯体感觉核、内脏运动核、内脏感觉核？

27. 简述小脑的位置和外形？

28. 简述间脑的位置、主要分部及功能。

29. 简述大脑半球形态及分叶。

30. 大脑皮质有哪些重要中枢？各位于何处？

31. 什么是基底核？主要包括哪些核。

32. 简述内囊的位置、分部及各部通过的主要传导束。

33. 脑神经都有哪些？有哪些纤维成分？

34. 简述三叉神经的主要分布及其一般功能。

35. 简述面神经的纤维成分、分布及一般功能。

36. 简述迷走神经的纤维成分、分布及一般功能。

37. 简述角膜反射途径。

38. 简述动眼神经和副神经的分布和一般功能。

39. 脑室有哪些？各位于何处？

40. 试述脑脊液的产生和循环途径。

41. 试述躯干和四肢的痛觉、温度觉和粗触觉传导路。

42. 试述躯干和四肢的意识性本体感觉和精细触觉传导路。

【参考答案】

一、名词解释

1. 神经细胞又称神经元,具有感受刺激和传导冲动的功能,是神经组织的结构和功能单位。

2. 神经元与神经元之间、神经元与感受器之间或神经元与效应器之间特化的接触区域。

3. 反射是神经系统对内外环境的刺激所做出的适宜反应,是神经系统的基本活动方式。

4. 反射活动的形态基础是反射弧,包括五个基本组成部分,感受器→传入神经→反射中枢→传出神经→效应器。

5. 在中枢神经内,神经元的胞体及其树突聚集的部位,色泽灰暗,称为灰质。

6. 在中枢神经内神经元轴突集中的地方,因多数轴突有髓鞘,颜色苍白,称为白质。

7. 在中枢神经系统,形态和功能相同的神经元胞体的聚集成团或柱,称为神经核。

8. 在周围神经,神经元胞体聚集的地方,形状略膨大,称为神经节,如脑、脊神经节。

9. 在中枢神经白质内,起或止、行程和功能相同的神经纤维聚集成束,称为纤维束或传导束。

10. 神经纤维集合成粗细不等的集束,由不同数目的集束再集合成一条神经。

11. 脊髓上端在枕骨大孔处与延髓相连,下端变细呈圆锥状,称为脊髓圆锥。

12. 腰、骶、尾段的神经根在出相应的椎间孔之前,在椎管内垂直下行,围绕终丝形成马尾。

13. 灰质连合与前正中裂之间的白质,称为白质前连合,由左右交叉纤维组成。

14. 在延髓腹面前正中裂的两旁有纵行的隆起称锥体,它是由大脑皮质发出的维体束构成。

15. 在锥体的下端,锥体束中大部分纤维左、右交叉,称为锥体交叉。

16. 由薄束核、楔束核内的神经细胞发出的纤维,呈弓形走向延髓中央管的腹侧,在中线上左右交叉,称为内侧丘系交叉,交叉后的纤维折向上行,组成内侧丘系。

17. 小脑上面平坦,小脑半球下面凸隆,两半球下面靠近小脑蚓的椭圆形隆起,称为小脑扁桃体,它紧靠枕骨大孔,其腹侧邻近延髓。

18. 埋藏在大脑底部白质内的灰质核团,包括尾状核、豆状核和杏仁体。

19. 大脑皮质与皮质下结构的上、下行纤维,大都经过内囊。

20. 位于尾状核、背侧丘脑与豆状核之间的上、下行纤维密集而成的白质区,可分为内囊前肢、内囊膝和内囊后肢三部分。

21. 在大脑半球内侧面,隔区、扣带回、海马旁回与钩等围绕胼胝体的脑回几乎成一圈,加上被挤到侧脑室下角的海马、齿状回等,共同组成边缘系统。

22. 锥体外系是指锥体系以外的控制骨骼肌活动的传导路,为多级神经元链,涉及脑内许多结构,主要包括大脑皮质、纹状体、红核、黑质、网状结构以及小脑等。

23. 内脏运动神经从脑干和脊髓的中枢到支配的器官有两个神经元。第一个神经元为节前神经元,其细胞体在中枢内,它发出的轴突称为节前纤维。

24. 内脏运动神经从脑干和脊髓的中枢到支配的器官有两个神经元。第二节神经元为节后神经元,其细胞体在内脏神经节,它发出的轴突称为节后纤维。

25. 白交通支是脊髓侧角细胞发出的节前纤维离开脊神经进入交感干神经节的通路。只见于全部胸神经和上 3 对腰神经与交感干之间。因纤维有髓鞘,故呈白色。

26. 灰交通支是交感干神经节发出的节后纤维进入脊神经的通路,存在于全部交感干神经节与全部脊神经之间。因纤维无髓鞘,故呈灰色。

27. 脑干内除各种核团和纤维束外,在脑干中央区域还有较分散的纤维纵横交织成网,神经细胞散在分布其内,这个区域称为脑干网状结构。

28. 脑和脊髓的被膜中,蛛网膜与软膜之间的腔隙,叫蛛网膜下隙(腔),腔隙内含有脑脊液。

29. 硬脊膜与椎管内面的骨膜之间有硬膜外隙(腔),内含静脉丛、淋巴管、疏松结缔组织和脂肪。

30. 脊髓蛛网膜下腔自脊髓下端至第 2 骶椎水平特别宽阔,称为终池,池内有马尾和终丝。

31. 脑蛛网膜在上矢状窦两旁,形成许多颗粒状小突起,突入上矢状窦内,称为蛛网膜粒,蛛网膜下隙内的脑脊液经过蛛网膜粒渗入上矢状窦内。

32. 在脑室的一定部位,软脑膜上的血管形成毛细血管丛,与室管膜上皮共同突向脑室,形成脉络丛,脑脊液由此产生。

33. 大脑动脉环又称 Willis 环,由前交通动脉、两侧大脑前动脉起始段、两侧颈内动脉末端、两侧后交通动脉和两侧大脑后动脉起始段,在颅底中央形成一条动脉环路。

二、单项选择题

1. D 2. D 3. A 4. C 5. D 6. C 7. C 8. A 9. A 10. B 11. D
12. D 13. C 14. B 15. A 16. B 17. D 18. D 19. B 20. B 21. D 22. D
23. D 24. C 25. C 26. A 27. D 28. D 29. C 30. B 31. C 32. D 33. A
34. D 35. C 36. D 37. D 38. B 39. A 40. C 41. D 42. B 43. A 44. C
45. E 46. A 47. D 48. C 49. D 50. D 51. C 52. D 53. C 54. C 55. B
56. D 57. D 58. B 59. D

三、问答题

1. 答:按其位置和功能不同可分:中枢神经系统包括脑和脊髓,脑位于颅腔内,脊髓位于椎管内,两者在枕骨大孔处相连续;周围神经系统包括与脑相连的 12 对脑神经和与脊髓相连的 31 对脊神经,按分布的对象不同可分:躯体神经系统和自主神经系统(内脏神经系统),它们的中枢部也在脑和脊髓内,而周围部分别称为躯体神经和内脏神经,两者都有感觉(传入)和运动(传出)两种纤维成分,其中内脏运动神经,根据功能不同又可分:交感神经和副交感神经。

2. 答:反射是神经系统对内、外环境的刺激所做出的反应,反射活动的形态基础是反射弧,包括五个基本组成部分:感受器→传入神经→中枢→传出神经→效应器。

3. 答:脊髓位于椎管内,呈前后稍扁的圆柱形,外包被膜,成人长约 45 cm,脊髓上端在枕骨大孔处与延髓相连,下端变细呈圆锥状,称为脊髓圆锥,下端在成人一般平第 1 腰椎下缘,新生儿平第 3 腰椎,脊髓圆锥下端向下延续为一根细丝,称为终丝,止于尾骨后面的骨膜;脊髓表面有数条纵沟,前面正中的沟较深,称为前正中裂,后面正中的沟较浅称后正中沟,前后正中两条纵沟把脊髓分为对称的两半。在前正中裂和后正中沟的两侧,分别有成对的前外侧沟和后外侧沟。在前、后外侧沟内有成排的脊神经根丝出入。脊髓全长粗细不等,有两个膨大部,上方的称颈膨大,为自颈髓第 4 节段到胸髓第 1 节段的部分,由此发出的神经支配上肢;下方的叫腰骶膨大,自腰髓第 2 节段到骶髓第 1 节段,由此发出的神经主要支配下肢。

4. 答:与每对脊神经前、后根相连的一段脊髓,称为 1 个脊髓节段。脊神经 31 对,因此,脊髓分为 31 个节段:8 个颈段、12 个胸段、5 个腰段、5 个骶段和 1 个尾段。

5. 答:脊髓灰质在横切面上呈"H"字形,其中间横行部分,称灰质连合,其中央有中央管,纵贯脊髓全长,每侧灰质前部扩大,称为前角,前角内主要为运动神经元,通称为前角运动细胞。后部狭细,称为后角,后角内含多极神经元,分群较多,统称后角细胞,后角细胞主要接受后根的各种感觉纤维。前、后角之间称为中间带,第1胸节段到第3腰节段中间带向外侧突出,称为侧角,侧角内含中、小型多极神经元,是交感神经的低位中枢。

6. 答:脊髓内上行纤维束(感觉传导束):① 薄束和楔束:位于后索内,薄束在后正中沟两旁,纵贯脊髓全长,楔束在薄束的外侧,仅见于第4胸节以上,两者均传导来自肢体同侧的本体感觉和精细触觉。② 脊髓小脑束:包括脊髓小脑后束和脊髓小脑前束,分别位于外侧索周边的后部及前部,主要传导非意识性本性觉。③ 脊髓丘脑束:位于脊髓外侧索前部和前索,分别称为脊髓丘脑侧束和脊髓丘脑前束,传导躯干、四肢的痛觉、温度觉及粗触觉。

下行纤维束(运动传导束):皮质脊髓束包括皮质脊髓侧束和皮质脊髓前束,分别位于脊髓的外侧索和前索,传导随意运动,另外,下行纤维束还有红核脊髓束、前庭脊髓束、网状脊髓束。

7. 答:脊神经共31对,即颈神经8对、胸神经12对、腰神经5对、骶神经5对、尾神经1对,每对脊神经都是由前根和后根在椎间孔处合并而成,脊神经前根属运动性,脊神经后根属感觉性,所以脊神经是混合性的,均含有四种纤维成分:① 躯体感觉纤维来源于脊神经节细胞,分布于皮肤、骨骼肌、腱和关节,将浅感觉和深感觉冲动传入中枢。② 内脏感觉纤维来源于脊神经节细胞,分布于心血管、内脏和腺体,向脊髓传入来自这些结构的感觉冲动。③ 躯体运动纤维来源于前角运动神经元,分布于骨骼肌。④ 内脏运动纤维来源于侧角细胞及骶副交感神经元,支配平滑肌、心肌和腺体,脊神经出椎间孔后立即分为前支和后支,前支和后支都是混合性的。

8. 答:膈神经是颈丛中最重要的分支,经胸廓上口入胸腔,沿肺根前方,心包的两侧,下降至膈,膈神经的运动纤维支配膈肌,感觉纤维主要分布到胸膜和心包,右侧膈神经的感觉纤维还分布到肝和胆囊表面的腹膜等处。

9. 答:臂丛由第5~8颈神经前支和第1胸神经前支的大部分组成,经颈根部、行于锁骨下动脉的上方,再经锁骨之后进腋窝,在腋窝内,围绕腋动脉,并形成内侧束、外侧束和后束,束发出分支,主要分支:肌皮神经、正中神经、尺神经、桡神经、腋神经、胸背神经、臂内侧皮神经、前臂内侧皮神经。

10. 答:正中神经由发自臂丛内侧束和外侧束的两个根合成,沿肱二头肌内侧沟随肱动脉下行到肘窝,从肘窝向下行于前臂的正中,位于前臂浅、深屈肌之间,经腕入掌,在腕上方,正中神经位于桡侧腕屈肌腱和掌长肌腱之间的深方,位置浅表。肌支支配除肱桡肌、尺侧腕屈肌、指深屈肌尺侧半以外的所有前臂的屈肌以及手肌外侧大部分;皮支分布于手掌桡侧2/3、桡侧三个半指掌面及这三个半指背面末两节的皮肤,正中神经的体表投影自肱动脉的始端搏动点至肘部肱骨内、外上髁间连线中点稍内侧,再由此至腕掌侧横纹中点。

11. 答:尺神经发自臂丛内侧束,沿肱二头肌内侧沟随肱动脉下降,至臂中部离开此动脉转向后下,经肱骨内上髁后方的尺神经沟至前臂,在尺侧腕屈肌深面随尺动脉下行,于豌豆骨外侧入手掌。肌支支配前臂尺侧腕屈肌和指深屈肌的尺侧半以及手肌内侧大部分;皮支在手掌面分布于手掌尺侧1/3和尺侧1个半手指的皮肤,在手背面,分布手背尺侧1/2及尺侧两个半指的皮肤。尺神经的体表投影自肱动脉始端搏动点至肱骨内上髁后方,再由此至豌豆骨外侧缘。

12. 答:桡神经发自臂丛后束,经肱三头肌深面紧贴肱骨体中部后面沿桡神经沟向下外行,至肱骨外上髁前方分为浅、深两支,桡神经在臂部发肌支支配肱三头肌和肱桡肌。桡神经浅支为皮支,与桡动脉伴行,至前臂下 1/3 转向手背,分布于手背桡侧半和桡侧两个半指近节背面的皮肤;深支为肌支,穿至前臂背侧分支支配前臂所有的伸肌。

13. 答:腋神经起后束,绕过肱骨外科颈行向后外,支配三角肌、小圆肌、肩关节及肩部的皮肤。

14. 答:肌皮神经发自臂丛外侧束,在肱二头肌的深面下行,支配肱二头肌、喙肱肌和肱肌后,在肘关节稍上方穿出深筋膜,延续为前臂外侧皮神经,其末端分布于前臂外侧的皮肤。

15. 答:股神经是腰丛分支中最大的神经,沿腰大肌和髂肌之间下行,经腹股沟韧带深面至大腿前面股三角内,位于股动脉外侧,分支主要支配大腿肌前群以及大腿前面皮肤,股神经中有一条最长的皮支,称隐神经,与大隐静脉伴行,向下分布于小腿内侧面及足内侧缘的皮肤。

16. 答:坐骨神经是全身最粗大的神经,经梨状肌下孔出骨盆,在臀大肌深面,经大转子与坐骨结节之间至大腿后面,多在腘窝上角附近分为胫神经和腓总神经,坐骨神经干发出分支支配大腿肌后群;坐骨神经干的体表投影:自坐骨结节与大转子之间的中点稍内侧到股骨内、外侧髁之间的中点,其上 2/3 为坐骨神经干。

17. 答:腓总神经自坐骨神经发出后,沿腘窝上外侧缘向外下方行,绕腓骨颈至小腿前面分为腓浅神经和腓深神经。腓浅神经走在小腿肌外侧群与前群之间,于小腿中、下1/3 交界处穿至皮下,支配腓骨长肌和腓骨短肌,并分布于小腿前外侧面下部和足背、趾背的皮肤;腓深神经在小腿肌前群之间伴胫前动脉下行,分支支配小腿肌前群和足背肌,其末支为皮支,分布于第 1～2 趾相邻缘背面皮肤。

18. 答:胫神经为坐骨神经干的直接延续,沿腘窝中线在小腿三头肌深面伴胫后动脉下行,通过内踝后方至足底,分成足底内侧神经和足底外侧神经,胫神经分支主要分布于小腿肌后群、足底肌以及小腿后面和足底的皮肤。

19. 答:腰丛由第 12 胸神经前支一部分、第 1～3 腰神经前支和第 4 腰神经前支一部分共同构成,位于腰大肌的深面,主要分支:髂腹下神经、髂腹股沟神经、股外侧皮神经、股神经、闭孔神经。

20. 答:骶丛由第 4 腰神经前支一部分、第 5 腰神经前支和全部骶、尾神经前支组成,位于盆腔内,在梨状肌的前面,主要分支:臀上神经、臀下神经、股后皮神经、阴部神经、坐骨神经。

21. 答:脑位于颅腔内,脑可分为端脑、间脑、小脑、中脑、脑桥和延髓六个部分,通常将延髓、脑桥和中脑合称为脑干。

22. 答:延髓形似倒置的圆锥形,脊髓所有纵沟都延伸到延髓,其腹侧面前正中裂的两侧有纵形的隆起,称为锥体,由大脑皮质发出的锥体束构成,在延髓和脊髓交界处,锥体束中的大部分纤维左、右交叉,称为锥体交叉,在锥体外侧的前外侧沟中,有舌下神经根丝发出,在延髓侧面自上而下有舌咽神经、迷走神经和副神经的根丝附着,在延髓背侧面,其上部因中央管敞开而形成第四脑室底的下半,在延髓下部,由脊髓后索中的薄束和楔束向上延伸,分别延续为膨隆的薄束结节和楔束结节,其深面埋有薄束核和楔束核,楔束结节外上方的隆起,为小脑下脚,主要由进入小脑的纤维束构成。

23. 答:脑桥的腹侧面膨隆宽阔称为基底部,与延髓间以横沟为界,沟内从中线向外有展神经、面神经和前庭蜗神经的根,基底部的中线上有一浅沟,称为基底沟,容纳基底动脉,脑桥向两侧逐渐变细,称为小脑中脚,伸入小脑,在基底部与小脑中脚交界处,有粗大的三叉神经根,脑桥背侧面形成第四脑室底的上半,其上外侧为左、右小脑上脚,主要由小脑通向中脑的纤维束构成。

24. 答:中脑位于脑桥和间脑之间,其中间的管腔称为中脑水管。中脑在腹侧有一对纵行的粗大隆起,称为大脑脚,两脚之间的凹陷为脚间窝,由脚间窝伸出一对动眼神经,中脑的背侧面有两对圆形隆起,总称四叠体或顶盖。其上一对隆起叫上丘,是视觉反射中枢;下方的一对叫下丘,是听觉反射中枢,在下丘的下方有滑车神经出脑。

25. 答:躯体运动核:在中脑内有动眼神经核支配大部分眼球外肌,脑桥内有三叉神经运动核支配咀嚼肌,面神经核支配面肌,延髓内有疑核支配咽喉肌,舌下神经核支配舌肌。

26. 答:① 躯体感觉核:有位于脑桥内的三叉神经脑桥核,主要接受面部皮肤和口、鼻腔黏膜的触觉冲动,还有三叉神经脊束核,主要接受面部皮肤和口腔黏膜的痛觉、温度觉。② 内脏运动核:在中脑内有动眼神经副核支配睫状肌和瞳孔括约肌,延髓内有迷走神经背核支配颈部、胸腔和大部分腹腔器官的平滑肌或心肌和腺体。③ 内脏感觉核为延髓内的孤束核,接受脑神经中的内脏感觉纤维。

27. 答:小脑位于颅后窝内,在大脑半球枕叶的下方,脑桥与延髓的后方,小脑借三对脚与脑干相连,即小脑上脚与中脑相连,小脑中脚与脑桥相连,小脑下脚与延髓相连。小脑脚由出入小脑的纤维束组成;小脑在外形上,可分中间的小脑蚓和两侧的小脑半球,小脑上面平坦,小脑半球下面凸隆,两半球下面靠近小脑蚓的椭圆形隆起,称为小脑扁桃体,其紧靠枕骨大孔。

28. 答:间脑位于中脑的前上方,除腹侧面一部分露于表面之外,其他部分皆被大脑半球所掩盖,间脑中间有一矢状裂隙,称为第三脑室,间脑主要分为背侧丘脑、后丘脑和下丘脑三部,每部内含许多核团。① 背侧丘脑:通称丘脑,为一对卵圆形的灰质块,是皮质下高级感觉中枢,来自全身浅、深感觉的纤维,先在丘脑中继后,再到达大脑皮质。② 后丘脑:包括两对小隆起,分别叫内侧膝状体和外侧膝状体,前者为听觉传导通路的中继核,后者为视觉传导通路的中继核。③ 下丘脑:包括视交叉、灰结节、漏斗、垂体和乳头体,下丘脑是重要的皮质下内脏神经中枢。

29. 答:大脑半球可分为上外侧面、内侧面和下面,大脑半球表面凸凹不平,有许多浅、深的沟,沟与沟之间的隆起,称为大脑回,大脑半球被三条较重要的沟,分为五个分叶。三条沟是中央沟、外侧沟和顶枕沟,中央沟在半球上外侧面,自半球上缘中点稍后,向下前斜行,几乎达外侧沟,外侧沟位于半球的上外侧面,此沟较深,由前向后斜行;顶枕沟位于半球内侧面的后部,由前下向后上,并略转至半球上外侧面。五个叶是额叶、顶叶、枕叶、颞叶和岛叶,额叶在外侧沟以上和中央沟之前;顶叶在中央沟与顶枕沟之间;枕叶在顶枕沟以后;颞叶在外侧沟以下;岛叶在外侧沟的深处。

30. 答:① 躯体运动中枢是随意运动的最高中枢,位于中央前回和中央旁小叶前部。

② 躯体感觉中枢位于中央后回及中央旁小叶后部。③ 视觉中枢在枕叶内侧面距状沟上、下的皮质。④ 听觉中枢在颞叶的颞横回。⑤ 语言中枢是人类大脑皮质所特有的,通常只存于一侧大脑半球;运动性语言中枢位于额下回的后部;书写中枢位于额中回后部,紧靠中央前回;视觉性语言中枢位于顶叶的角回;听觉性语言中枢在颞上回后部。⑥ 嗅觉中枢在海马旁回、海马旁钩的附近。⑦ 内脏运动中枢一般认为在边缘叶。

31. 答:基底核是埋藏在大脑底部白质内的灰质核团,包括尾状核、豆状核和杏仁体等,尾状核与豆状核合称纹状体;尾状核分为头、体、尾三部分;豆状核内侧部色泽较浅由两块组成,称苍白球,又称旧纹状体,外侧部分色泽较深,称为壳。豆状核的壳和尾状核在进化上较新,合称为新纹状体。

32. 答:内囊是位于尾状核,背侧丘脑与豆状核之间的上、下行纤维密集而成的白质区,在大脑半球的水平切面上,呈"＞＜"形,可分为内囊前肢、内囊膝和内囊后肢三部分内囊前肢位于尾状核与豆状核之间;内囊后肢较长,在豆状核与背侧丘脑之间,前、后肢相接的转角处,称内囊膝。经内囊前肢的投射纤维,主要有额桥束。经内囊膝部的投射纤维有皮质核束(皮质延髓束),经内囊后肢的投射纤维主要有皮质脊髓束、丘脑皮质束,在后肢的后面有视辐射及听辐射通过。

33. 答:脑神经共 12 对,其排列顺序是以出入脑的部位前后次序而定:Ⅰ嗅神经,Ⅱ视神经,Ⅲ动眼神经,Ⅳ滑车神经,Ⅴ三叉神经,Ⅵ展神经,Ⅶ面神经,Ⅷ前庭蜗神经,Ⅸ舌咽神经,Ⅹ迷走神经,Ⅺ副神经,Ⅻ舌下神经。脑神经的纤维成分为以下四种:躯体感觉纤维将头面部皮肤、肌、腱和大部分口、鼻腔黏膜以及前庭蜗器和视器的感受器获得的信息传递到脑内的躯体感觉核;内脏感觉纤维将内脏感受器接受的刺激传递到内脏感觉核;躯体运动纤维是脑干躯体运动核细胞发出的轴突,支配头、颈部的横纹肌;内脏运动纤维:脑神经中的内脏运动纤维为副交感纤维,它是脑干内副交感核细胞体发出的轴突,支配平滑肌、心肌和腺体。

34. 答:三叉神经是最粗大的脑神经,含躯体感觉和躯体运动两种纤维,分为三个支:第 1 支眼神经为感觉性,为三支中最小的一支,经眶上裂入眶,分布于泪腺、眼球、部分鼻腔黏膜以及上睑、鼻背和额部皮肤;第 2 支上颌神经为感觉性,由圆孔出颅后,经眶下裂入眶,延为眶下神经,它沿眶下壁的眶下沟、眶下管,前行出眶下孔至面部,分成数支,分布于睑裂与口裂间的皮肤,上颌神经在穿出眶下孔以前,沿途有分支到上颌牙齿、牙龈以及上颌窦和鼻腔的黏膜等处;第 3 支下颌神经为混合性神经,含有躯体感觉和躯体运动纤维,经卵圆孔出颅,立即分为许多分支,其躯体感觉纤维主要分布于下颌牙齿、牙龈、颊和舌前 2/3 的黏膜以及耳颞区和口裂以下的面部皮肤,躯体运动纤维支配咀嚼肌。

35. 答:面神经含有躯体运动纤维、内脏感觉(味觉)纤维和内脏运动(副交感)纤维,躯体运动纤维支配面肌,内脏感觉纤维分布于舌前 2/3 的味蕾,司味觉;副交感纤维分布于泪腺、下颌下腺和舌下腺,司其分泌。

36. 答:迷走神经是行程最长,分布最广的混合性神经,由四种纤维成分组成:内脏运动(副交感)纤维起自延髓迷走神经背核,分布于胸腹部的内脏平滑肌、心肌和腺体;躯体运动纤维由延髓疑核发出,分布于咽喉肌;内脏感觉纤维胞体位于下神经节,属假单极神经元,周围突分布于颈、胸、腹内脏,中枢突终于孤束核;躯体感觉纤维胞体位于上神经节,周围突分布于耳郭背侧皮肤和外耳道皮肤等处,中枢突止于三叉神经脊束核。

37. 答：角膜反射的反射通路：角膜→三叉神经的眼神经→三叉神经脑桥核及脊束核→两侧面神经核→两侧面神经→两侧眼轮匝肌。

38. 答：动眼神经含有躯体运动纤维和内脏运动(副交感)纤维,其躯体运动纤维支配提上睑肌、上直肌、内直肌、下直肌和下斜肌,副交感纤维进入睫状神经节内换神经元,发出节后纤维入眼球内支配瞳孔括约肌及睫状肌。副神经含有躯体运动纤维成分,分布于胸锁乳突肌和斜方肌,此神经受损时,患侧肩下垂,面不能转向对侧。

39. 答：脑室是脑内的腔隙,包括侧脑室、第三脑室和第四脑室,脑室内充满脑脊液。① 侧脑室：左右各一,位于大脑半球内,可分为四部分：中央部位于顶叶内；前角伸入额叶内；后角伸入枕叶内；下角伸入颞叶内。② 第三脑室：间脑内的矢状裂隙,向上外经室间孔与侧脑室相通,向后下借中脑水管与第四脑室相通。③ 第四脑室：位于脑桥、延髓与小脑之间的腔,第四脑室向上通中脑水管向下通脊髓中央管,向背侧和两侧分别借第四脑室正中孔和第四脑室外侧孔通蛛网膜下腔。

40. 答：脑脊液主要由侧脑室和第三、第四脑室的脉络丛产生,一般认为95％的脑脊液由侧脑室的脉络丛产生,脑脊液从侧脑室经室间孔流入第三脑室,通过中脑水管至第四脑室,再经第四脑室正中孔和两个外侧孔流入蛛网膜下腔,最后经蛛网膜粒渗入上矢状窦归入静脉,如脑脊液循环的通路发生阻塞时,可引起脑积水和颅内压增高。

41. 答：躯干和四肢的痛觉、温度觉和粗触觉传导路由三级神经元组成,第 1 级神经元是位于脊神经节内的假单极神经元,其周围突分布于躯干和四肢皮肤内的感受器,中枢突经后根进入脊髓上升 1～2 个节段止于后角。第 2 级神经元是脊髓灰质后角细胞,发出的纤维经中央管的腹侧交叉到对侧的外侧索和前索内形成对侧的脊髓丘脑束上行,终止于第 3 级神经元,即背侧丘脑腹后外侧核,由此核发出的纤维经内囊后肢投射到中央后回上 2/3 和中央旁小叶后部。

42. 答：躯干和四肢的意识性本体感觉和精细触觉由同一传导路传导,由三级神经元组成,第 1 级神经元位于脊神经节内,其中枢突由后根进入脊髓,在同侧脊髓后索上行形成薄束和楔束,向上终止于延髓的薄束核和楔束核(第 2 级神经元),由此发出 2 级神经纤维越过中线形成内侧丘系交叉,交叉后的纤维转折上行称为内侧丘系,内侧丘系终止于背侧丘脑腹后外侧核(第 3 级神经元),由此核发出纤维内囊后肢投射到中央后回上 2/3 和中央旁小叶后部。